JN143987

新装版

腰痛は終わる!

これまでの常識は非常識

長谷川淳史
Junshi Hasegawa

WAVE出版

新装版
腰痛は終わる！——これまでの常識は非常識

はじめに――腰痛の特効薬はあなたの意識改革だ！

腰痛疾患に対するもっとも有効な治療法は何か。それは治療手段そのものではなく、治療者と患者の双方に意識改革を起こすことです。

一九九一年、医学界にＥＢＭ（Evidence-Based Medicine：根拠に基づく医療）という概念が誕生しました。カナダのゴードン・ガイアットが初めて提唱した概念で、「現時点でもっとも信頼のおける科学的根拠に基づいて診療する」という意味です。

このＥＢＭが医学界に導入されて以来、世界各国でさまざまな診療ガイドラインが作成されるようになりました。もちろん腰痛疾患も例外ではありません。一九九四年にはアメリカが、一九九八年にはイギリスがそれぞれ腰痛診療ガイドラインを発表しています。

現代医学の革命ともいえるこの歴史的なプロセスの中で判明したのは、**ほとんどの腰痛疾患は物理的・構造的・生物学的損傷ではない、そしてその症状の回復には、安静の排除と不安や恐怖心の除去が重要だ**という事実です。

つまり、従来の古典的な腰痛対策とはちがった正しい情報、すなわち現代の医学が解き明かした科学的事実を患者に伝え、腰痛に対する考え方を変化させるのが最善の腰痛対策だということがわかったのです。

この本の中でぼくは、できるだけ個人的な知識や経験を持ち出さないようにし、欧米の腰痛診療ガイドラインから得られた科学的事実を正確に伝えようと努めました。エビデンスレベル（証拠としての信頼度）の高い正しい情報によって、腰痛にまつわる迷信や神話の犠牲者をひとりでも減らし、終わりのない治療に明け暮れている方々の生活に終止符を打ちたかったからです。

そのため、多くの専門用語を使わざるを得ませんでしたが、それらはあなたにとってあまり重要ではないかもしれません。ぼくはただ、治療者と患者は医療情報を共有すべきだと考え、専門用語をそのまま使用しているだけなのです。

なお、本文と並行して闘病記が掲載されていますが、その中で「ＴＭＳ（Tension Myositis Syndrome：緊張性筋炎症候群）理論」や数冊の本が登場します。それらについて少し説明しておきましょう。

「腰痛疾患の原因は構造異常ではない」「正しい情報こそが腰痛疾患の特効薬である」と世界で初めて主張したのは、実はニューヨーク大学医学部のジョン・Ｅ・サーノ教授で、一九八四年に発刊されたその著書『Mind Over Back Pain』の中でした。

「ＴＭＳ理論」という名で自説を展開したサーノ教授でしたが、当時の常識からあまりにもかけ離れていたことと、科学的根拠が不足していたため、世間に受け入れられることはありませんでした。

ところが、奇しくもＥＢＭが誕生した一九九一年、二作目の『Healing Back Pain』（邦題『サーノ博士のヒーリング・バックペイン』（98）＝巻末参考文献ナンバー、以下同 春秋社刊）が発刊されると、長年の痛みから解放された読者が数十万人もあらわれ、この現象をアメリカのマスメディアが大きく取り上げました。

身体には指一本触れることなく、ひとつの町から腰痛患者がひとりもいなくなったところを想像してみてください。腰痛疾患にとって正しい情報がいかに大切か、ということがおわかりになると思います。

縁あってこの本の邦訳に関わったぼくは、その後、拙著『腰痛は〈怒り〉である』（春秋社刊）(50)を上梓することになり、国内でも「ＴＭＳ理論」が広く知られるようになりました。体験談はこうした読者の手によるものです。

患者の体験談は、ＥＢＭの観点からするともっともエビデンスレベルが低いと判断されますが、慢性の腰痛に苦しんでいる方々にとって、他者の体験はとても貴重なものです。こうした代理経験を通して勇気づけられたり励まされたり、「自分も治るかもしれない」という希望を取り戻したりすることが多々あるからです。

そこで、批判は覚悟のうえであえて掲載することにしました。読者の生の声が少しでもお役に立てればと願っています。

とはいえ、この本は「ＴＭＳ理論」について書かれたものではありません。サーノ教授がそれを発表したのは三〇年以上前の一九八四年です。ぼくたちはいつまでも古い理論に固執しているわけにはいきません。当時に比べると、ＥＢＭの概念を導入した現代医学は飛躍的な進歩を遂げ、これまで謎のベールに包まれていた腰痛疾患の実態が徐々に明らかになってきました。

したがってこの本の目的は、あくまでも二一世紀のまったく新しい腰痛対策、すなわち現代医学の到達点ともいえる**エビデンスレベルの高い最新情報を提供する**ことであり、それによって**腰痛疾患に対する意識改革を促す**ことにあります。

さあ、もうそろそろ終わりにしましょう。腰痛をとりまく時代遅れの常識を捨てて、忘れかけた痛みのない生活を取り戻しましょう。すべては、あなたの選択ひとつにかかっています。

新装版 腰痛は終わる！——これまでの常識は非常識 目次

第1章

痛みを増幅させる腰痛の常識

第2章 痛みを解消できない今の治療法

第3章

あなたを苦しめ続けた腰痛が治る

本文DTP ― NOAH
校正 ― 鷗来堂
装丁 ― マツダオフィス（松田行正＋日向麻梨子＋梶原結実）
イラスト ― 綺朔ちいこ

＊本文中、人名の敬称を略させていただきました。
＊本文中の図案は出典に忠実に図案化させていただきました。

第1章

痛みを増幅させる腰痛の常識

医学の目覚ましい進歩にもかかわらず、
なぜ腰痛患者が増えているのか
考えたことがありますか?

医学界は腰痛の原因をいまだ解明していない

この世の何ものも恐れてはいけません。
ただ理解しさえすればいいのです。
――マリー・キュリー
(フランスのノーベル物理学賞・化学賞受賞者)

■■■ 腰痛はどんどん増え続けている

現在、日本人が抱えている健康問題で、もっとも多いものは何だと思いますか？　がん？　心臓病？　脳卒中？　いいえ、ちがいます。それは筋骨格系疾患である腰痛です。

厚生労働省が発表した「国民生活基礎調査」によると、国民の三人に一人が何かしらの自覚症状を訴え、その第一位が腰痛、第二位が肩こり、そして第三位が関節痛となっています（**図表1**＝一四ページ）。しかも、こうした筋骨格系疾患は調査のたびに増え続け、ことに**腰痛は一五年間で四〇パーセントも増えている**のです(73)（**図表2**＝一四ページ）。

また、医療施設で診てもらう理由としても、腰痛は、高血圧、むし歯に次いで第三位となっています。そのうち八二パーセントが何らかの治療を受けますが、病院か診療所に通う人は三八パーセントにすぎず、残りの六二パーセントの人たちは代替医療や市販薬などで対処しています(73)。

今度は医療費という観点から見てみましょう。筋骨格系疾患は、循環器系疾患、新生物、呼吸器系疾患に次いで第四位に位置し、二〇〇一年度の集計では一兆八四一八億円が使われています(73)。一九七七年度の集計では四八五八億円でしたから、この二四年間で約四倍に膨れ上がったことになります。

ただしこのデータは、健康保険が使える医療施設から得られたものです。実際に使われている医療費は、軽く四兆円を上回っているのではないでしょうか？

図表1 ■ 日本人が抱えている健康問題の第1位は腰痛

（厚生統計協会『厚生の指標臨時増刊　国民の衛生の動向』2003より）

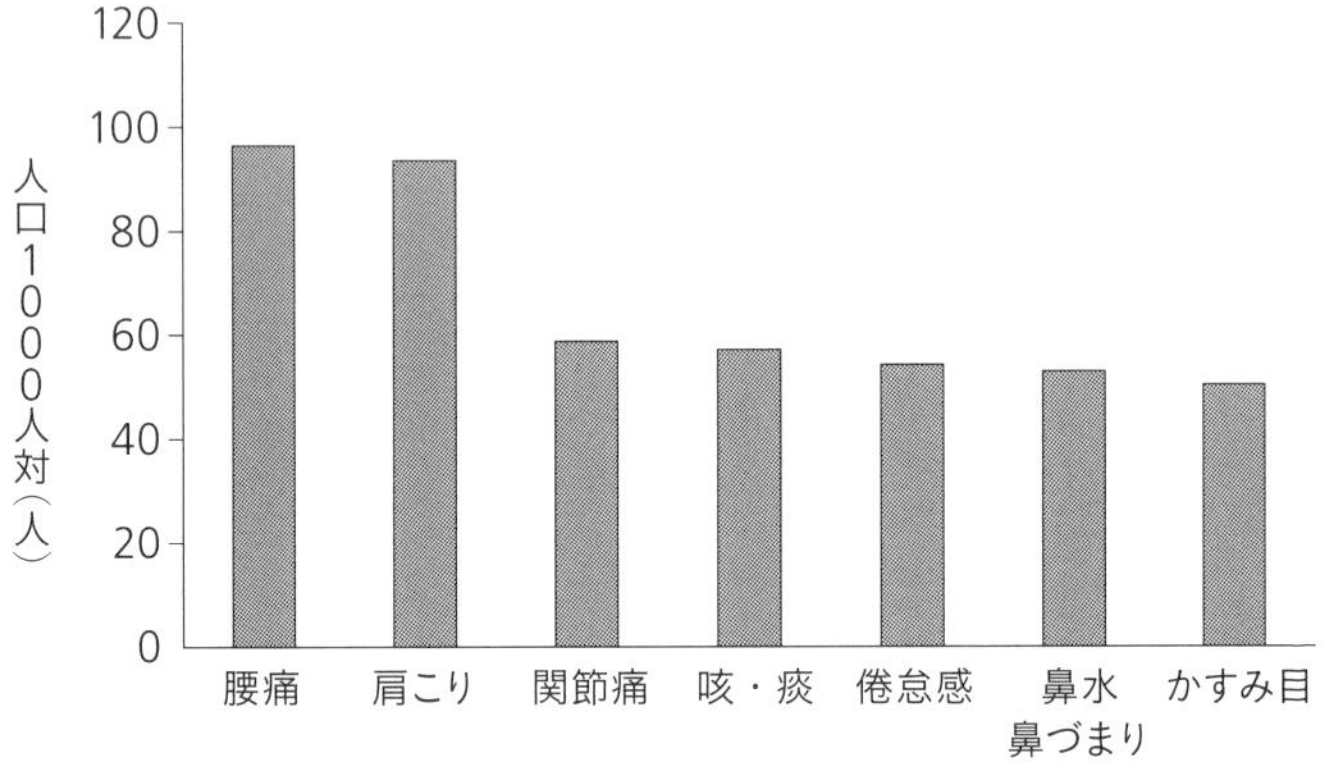

図表2 ■ 腰痛患者は増えている

（厚生統計協会『厚生の指標臨時増刊　国民の衛生の動向』1987～2003より）

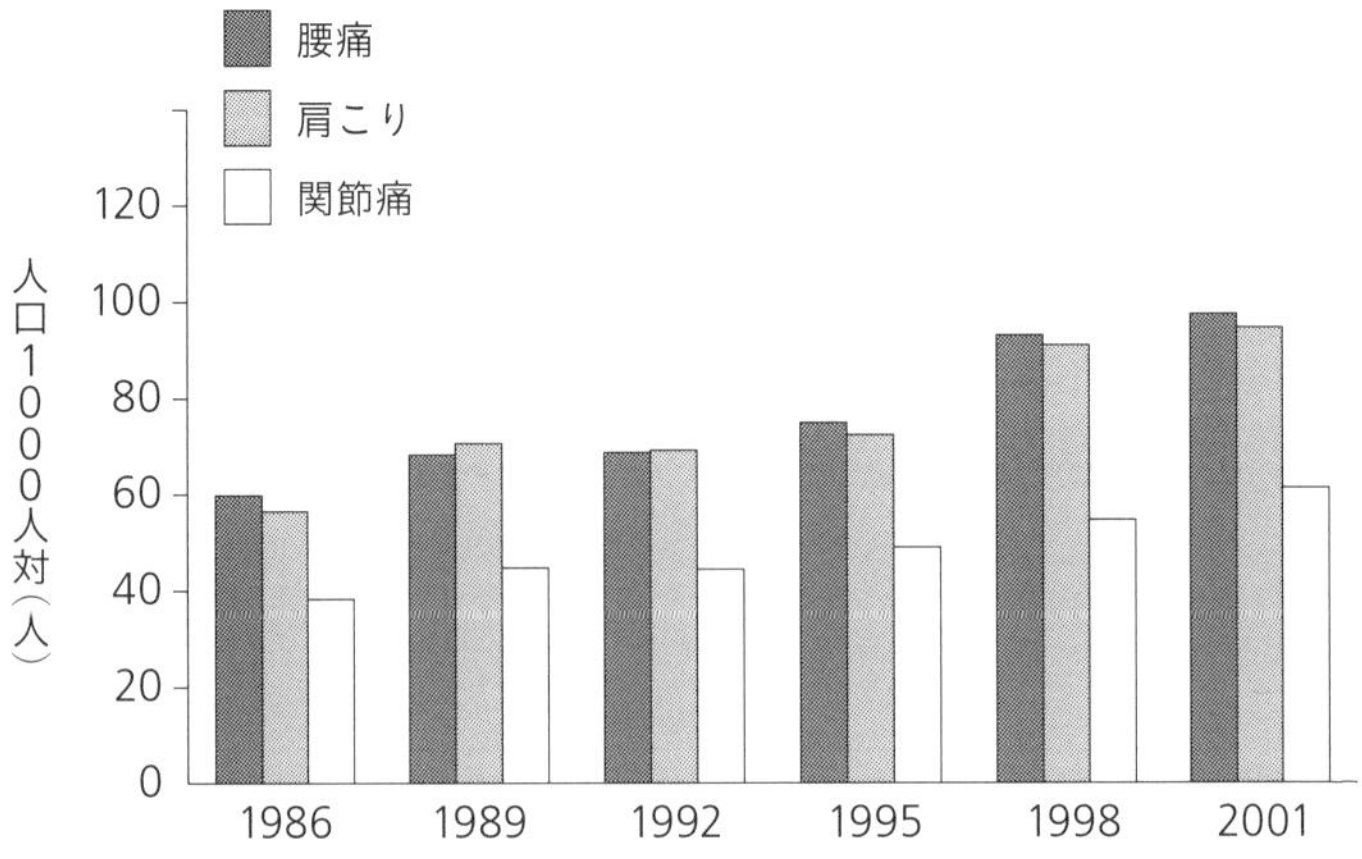

腰痛が増え続ける理由

腰痛はなぜそんなに多いのでしょう？　そして、なぜそんなに増え続けているのでしょう？不思議に思いませんか？

医学はこの一〇〇年間で目覚ましい発展を遂げてきました。高度なテクノロジーを駆使した画像診断装置が開発され、臓器移植を始め遺伝子治療や再生医療といった新たな分野も生まれています。さらには生体力学に基づいた人間工学的アプローチの登場によって、腰への負担は大幅に軽減しています。

にもかかわらず、腰痛患者は減るどころか、逆に増加の一途をたどっているのです。それはなぜか？

その理由は、大きく分けてふたつあります。第一に、**腰痛の本当の原因が解明されていないこと**、そして第二に、**効果的な治療法が存在しない**ことです。

ひどい腰痛に襲われた人はだれでも、自分は何かおそろしい病気にかかったのではないか、でなければこんなに痛いはずがない、と考えるでしょう。その気持ちの裏側には、いったい何が起きているのか、どうしてこれほど痛いのか是が非でも知りたいという思いがあるはずです。

しかし残念なことに、現在の医学は、そうした患者の思いに応えるだけの力をまだ手にしていません。

腰痛の真の原因は依然として謎のベールに包まれたままなのです。原因がわからなければ、当然、効果的な治療法が見つかるはずもありません。

結局のところ、医学は腰痛治療に失敗したのかもしれません。腰痛という謎のモンスターとの闘いに敗れてしまったのです。事実、それを裏づける証拠があります。

フィンランドのマルミヴァーラらの研究チームは、発症から一週間未満の急性腰痛患者一八六名を対象に、二日間の安静臥床《あんせいがしょう》（安静に寝ている）群、腰の可動域を広げるストレッチ運動群、耐えられる範囲内で日常生活を続ける日常生活群に無作為に割り付け、その後の経過を一二週間にわたって追跡し、患者の言葉で表現するＶＲＳ（Verbel raiting Score）で調査しています。

それによると、三群の中で一番早く回復したのは日常生活群で（**図表3**）、一週間後には八〇パーセントが職場復帰をはたす一方、ストレッチ運動群は六四パーセント、安静臥床群は五九パーセントの復帰率でした。欠勤日数にしても、日常生活群がもっとも少なかったことが判明しています(86)（**図表4**）。

また、オランダのクースらの研究チームは、六週間以上持続している腰痛あるいは頚部痛を訴える二五六名の患者を対象に、医師の標準的な治療（鎮痛剤、安静臥床、腰痛体操、姿勢に関するアドバイス）群、マニピュレーション群、理学療法（温熱療法、ＴＥＮＳ（経皮的神経電気刺激法）、超音波、ジアテルミー（マイクロ極超短波も含む高周理電磁場療法））群、シャムトリートメント（見せかけの超音波、見せかけのジアテルミー）群の四群に無作為に割り付け、治療成績を一年間にわたって追跡調査しています。

その結果、四群の中でもっとも成績が悪かったのは、標準的治療群とシャムトリートメント群

図表3 ■ 日常生活を続けるほうが効果的
（Malmivaara A, et al.：N Engl J Med, 1995より）

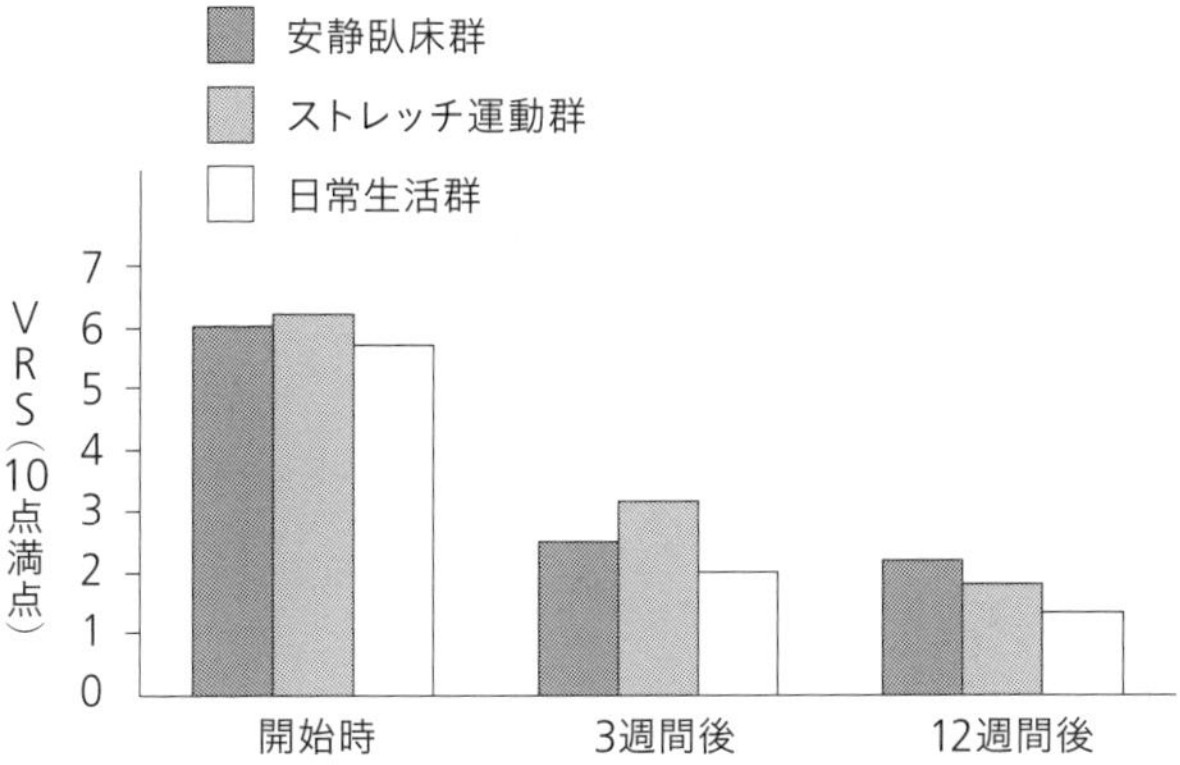

図表4 ■ 安静にすると職場復帰が遅れる
（Malmivaara A, et al.：N Engl J Med, 1995より）

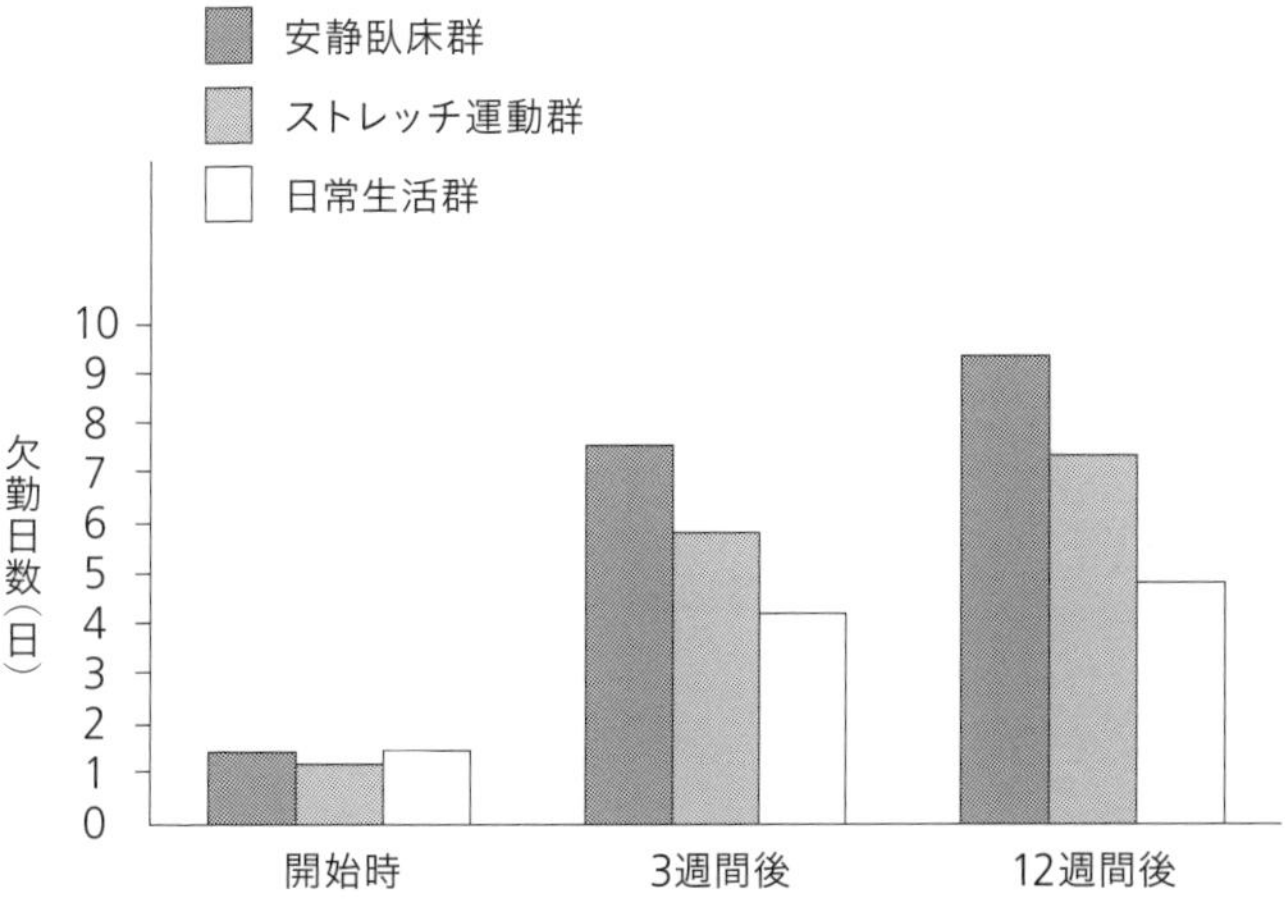

だったことが明らかにされています。(77)

このように、従来の医学は腰痛患者を救うどころか、かえって回復を妨げている可能性すらあることが証明されているのです。

欧米の専門家の間からは、「ならば医学は腰痛治療から撤退すべきなのか」という悲鳴に近い声もあがっているほどです。

しかし、だからといって、そうやすやすと腰痛患者を見放すことはできません。なぜなら、腰痛にまつわる迷信や神話の犠牲者をこれ以上増やすわけにはいかないからです。

そこで医学界が手に入れたのが「ＥＢＭ」という秘密兵器です。

体験記

二〇年におよぶ腰の痛みから解放された

K・A（三九歳・女性）ウェブ・デザイナー

わたしの腰痛は、中学一年生のときに始まりました。整形外科にも何軒も通いました。そのたびにちがう診断を下され、それでも医者からいわれたとおり、安静にして、腰痛体操を続けるなどの指示を守りました。でも、何も改善されませんでした。

おまけに腰痛の他に睡眠時に繰り返す足の痙攣……痛みに耐えかねて叫ぶ声に、毎晩母が起きてくるほどでした。しかも「運動をやめれば治る」と医者にいわれて部活をやめたのに、ますますひどくなるばかりでした。

二〇代になり、腰痛の他に心身症に悩まされ続けました。片頭痛と腰痛のため飲んでいた痛み止めで、胃が荒れて胃薬も手放せませんでした。また、アレルギー性鼻炎のため服用していた抗ヒスタミン剤で常に眠く、貧血に低血圧、めまいやパニック発作、不眠……。過呼吸では何度も救急に運ばれました。「現代病のデパート」といえるほど、薬の副作用も含め二四時間、常に体のどこかに変調をきたしている状態でした。

体調が不安定なので、会社をやめて、自宅で翻訳の仕事をしたこともありましたが、じっと座っているのが辛いので仕事もままならず、引きこもりに近い状態になり、症状はますますひどくなるばかりでした。

三〇代になり、偶然、書店でサーノ博士の本を目にしました。今まで山ほど読んできた腰痛の本とは明らかにちがう内容に強くひかれ、一気に読みました。

読了後、しばらくして、アレルギー性鼻炎や生理痛、片頭痛などの症状がいつのまにか消えているのに気がつきました。常に手放せなかった薬も、持ち歩かなくても不安感がなくなり、それから徐々にパニック発作も起こらなくなっていきました。その後、長谷川先生の本を読み、腰痛からも完全に解放されました。

わたしが完治した理由は、以下のふたつにまとめられます。

ひとつは、「エビデンス（科学的に証明された事実）の理解」です。質の高い世界レベルの論文と調査から導き出された事実は、曲げようのない真実そのものです。骨盤の歪みやヘルニアが腰痛や下肢痛の原因になるという根拠は何ひとつないこと、コルセットや骨盤ベルトは予防やフォローアップにならないことなど、今まで刷り込まれていた情報を一掃したことが最初のステップです。

もうひとつは「自分を見つめること」でした。痛みのせいで悲劇のヒロインになっていた自分との決別、センチメンタルモードからの脱却。これはとても勇気と気力のいることでしたが、大きなチャレンジと受け止め、自分自身を励まし続けました。痛みは自分でコントロールできるという基本に何度も立ち返りました。

痛みのために失ったものはたくさんあります。でも、そこから学んだことは、それ以上に大きなものでした。今は二〇代に楽しめなかったことをひとつずつ実現させていっています。

エビデンスレベルとは何か

腰痛にまつわる
根拠のない情報を見抜き、
無駄な治療に大金をつぎ込むのは
やめましょう。

科学の目的は、
無限の英知への扉を開くことではない。
無限の誤謬《ごびゅう》に
終止符を打っていくことだ。
——ベルトルト・ブレヒト（ドイツの劇作家）

■■■ 慣習に流されやすい診断と治療

一九九一年、医学界にＥＢＭ（Evidence-Based Medicine：根拠に基づく医療）という概念が誕生しました。これはカナダのマクマスター大学のゴードン・ガイアット（Gordon Guyatt）が初めて提唱した概念で、「現時点でもっとも信頼のおける科学的根拠に基づいて診療する」という意味です。

だれもが当然のことだと思うでしょう。

ところが、実際の医療現場で行なわれている診断や治療は、治療者個人の知識や経験、もしくは慣習に流される傾向があり、さらには、動物実験から得られた結果を強引に人間にあてはめようとしたり、権威者の意見が何年も変わらず尊重され続けたりなど、しばしば何の根拠もなく行なわれています。

これは患者にとってきわめて不幸なことです。

なぜなら、医学の歴史を振り返るまでもなく、何ひとつ効果がないばかりか、ときには有害な治療に身をゆだねてしまう危険性があるからです。

ＥＢＭはこうした弊害を避けるために、現時点で知り得る限りの科学的根拠に基づき、効果的で質の高い医療を実践するための方法論だともいえます。

■何が科学的根拠なのかを知っておこう

では、科学的根拠とは何でしょう？　この点については意見の分かれるところですが、おおむねエビデンスレベル（証拠としての信頼度）が高い研究結果、というところに落ち着きそうです。

エビデンスレベルと一口にいっても、専門分野や研究機関によってさまざまな分類があります。しかしここでは、一般の方にもわかりやすくエビデンスレベルを紹介してみましょう。

というのも、治療者と患者は共通の言葉による医療情報を共有すべきですし、もし患者がエビデンスレベルを理解できれば、あふれんばかりの情報の波に飲み込まれることなく、有益な情報だけを自分の受ける医療に生かせるからです。

つまり、**医療情報のエビデンスレベルの低さを見抜くことさえできれば、無用な不安や恐怖に心を痛めたり、無駄な治療に大金をつぎ込んだりするのも避けられる**のです。

図表5（二五ページ）には、そのエビデンスレベルの一覧を示しますが、このようにレベルが上がれば上がるほど、科学的根拠としての信頼度も高いと判断されるわけです。

とはいえ、あまり馴染みのない用語もあるので、それらについて簡単に説明しておきます。

症例報告（Case Report）とは、文字どおり個々の症例を報告するもので、珍しいケースや失敗例などの臨床経験を紹介することによって、今後の研究や診療に役立てようというものです。

症例対照研究（Case-Control Study）とは、「後ろ向き研究」と呼ばれることもある方法で、すでに病気にかかった患者と年齢や性別などが同じような健常者を対象に、病気の原因と考えられる因子を過去にさかのぼって比較調査する研究です。

非ランダム化比較試験（ＣＣＴ：Controlled Clinical Trial）とは、無作為割り付けが完璧に行なわれていない臨床試験で、患者を本物の治療を加えた群（介入群）とプラシーボ（偽薬《ぎやく》）や従来の治療群（対照群）などに分け、各群の治療成績を比較調査する方法です。

コホート研究（Cohort Study）とは、多数の集団（数千人から数十万人）を対象に、ある因子が体に与える影響を長期間（数年から数十年）にわたって追跡調査し、その因子と健康や病気との関連性を分析する方法です。このように、ある因子が将来どんな結果を生むのかを調べる研究を、「前向き研究」といいます。

ランダム化比較試験（ＲＣＴ：Randomized Controlled Trial）とは、患者を本物の治療を加えた群（介入群）とプラシーボや従来の治療群（対照群）とに無作為に割り付け、治療成績を比較調査する方法です。無作為に割り付けるのは、サンプルの偏りを防ぐためです。たとえば、治療に協力的な患者と非協力的な患者、罹病期間の長い患者と短い患者、若い患者と高齢の患者、男性と女性などは、治療成績に大きな影響を与える可能性があります。ですから、そうした偏りを排除するためにサンプルを無作為に抽出するのです。

二重盲検法（Double Blind Test）とは、ある治療法の効果を調べる際、患者が受ける治療が本物なのか、あるいは効果のないプラシーボやシャムトリートメント（見せかけの治療）なのか、治療者にも患者にもわからないようにして行なう臨床試験のことです。どのような治療法であれ、その成績には治療者と患者の期待感が反映されるものです。そこで両者を二重のカーテンでさえぎり、

図表5 ■ 科学的根拠としての信頼度が高い研究

信頼度	エビデンスの種類
レベル1	システマティック・レビュー
レベル2	二重盲検法を用いたランダム化比較試験
レベル3	ランダム化比較試験
レベル4	コホート研究
レベル5	二重盲検法を用いた非ランダム化比較試験
レベル6	非ランダム化比較試験
レベル7	症例対照研究
レベル8	複数の症例報告
レベル9	症例報告
レベル10	治療者の個人的な知識や経験
レベル11	動物実験
レベル12	患者の個人的な体験

↑エビデンスレベルが高い

エビデンスレベルの高い医療情報かどうかを見抜く目をもてば、無用な不安や恐怖心に心を痛めることもない!

第三者が評価することによって、治療成績を左右する心理的影響を排除しようという方法です。

システマティック・レビュー（systematic review）とは、ある特定のテーマに関して行なわれた過去の研究データを収集し、さまざまな角度から批判的に検討するという方法です。検討対象となる研究はランダム化比較試験、つまりレベル3以上の研究が望ましいとされています。

まずは、こうしたエビデンスレベルを理解していただいたうえで、これまで腰痛の原因がどのように考えられていたか、ということから検証していくことにしましょう。

体験記

ありのままの自分を認めてガンコな痛みも解消

Y・N（三九歳・女性）主婦

中学のときから、肩こりがひどく、性格的にはマジメで完全主義。周りや親に認められたい、見栄っ張りなところがある。そんなわたしは、四〇年の人生の中で二度の慢性腰痛に見舞われた。

一度目は二〇歳のとき。短大卒業前、就職も内定、ふつうなら一番ストレスのない時期である。このときはあらゆる代替医療で完治せず、結局、二カ月の入院生活で、グループによるリハビリで治る。このとき、もちろん最年少。ほとんどが三〇代半ば以上のおじさま方である。

みなさんの激励や体験談を聞きながらのリハビリ。そしてMRI（核磁気共鳴断層撮影装置）が普及する前で、レントゲンだけではヘルニアの診断が出なかったので、ヘルニアではないから治ると信じていた。そして完治。その後は、多少の腰痛はあったものの三回の出産も無事にこなし、慢性腰痛など忘れていた。

それから、一八年後。末っ子も少し手が離れ、社会復帰も少しがんばればできる環境になり、在宅業務も少なくなってきたので、条件のよい職場にパートで働くことになる。自分の中では、「育児、仕事、家庭を両立させ、稼いだお金で少々の贅沢ができる」という限りなく理想に近い自己実現をめざす。しかし、内なる自分は、あせっていた。

「主婦の中途半端な仕事で時給分も働いてないと思われないか」

「すべてが中途半端。家の中が荒れていく。これで両立といえるのか」

そして、とうとう悲鳴をあげるように、二度目の慢性腰痛がやってきた。TMS理論を知らなかったわたしは、整形外科を受診。MRIでヘルニアを目の当たりにし、不治の病のイメージがよみがえる。

「ああ、とうとう二度とふつうの生活はできないんだ！」

その後、子どもを抱くのもおそるおそる。腰痛の呪いにどっぷりとつかっていたある日、インターネットで、TMSジャパンのサイトにたどり着き、「TMSジャパン・メソッド」（著者が開発した腰痛治療プログラム）という教育プログラムを受講。

これぞ、運命の出会いである。入院先の病院では、残された選択は、神経根ブロック注射か手術といわれていたわたしが、動作恐怖症が解け、電子掲示板でみなさんに励まされ、次々とアファーメイション（肯定的に断言すること）を達成。

しかし、できることは増えたが、まだ痛みがあるし、体は傾いたまま。ここからが痛みのアフター的要素との葛藤の日々。嫌な自分とも向き合い、完治にこだわらず、そのままの自分を認めてあげることを教わる。

気がつけば、あのガンコな痛みはまったく消え、体もまっすぐ。以前より少しは人生を楽に生きられるようになったと思う。しかし、本当の自分と帳尻を合わせる作業は現在も進行中である。

腰痛の原因が
老化現象でないことは、
半世紀も前から
わかっていたことです。

老化と腰痛は無関係

改革というのは
新しいアイディアを持つことではなく、
古臭いアイディアを持たないことである。
——エドウィン・ランド
（アメリカのポラロイドカメラの開発者）

■■■ 背骨の変形と腰痛はまったく関係がない

「歳《とし》のせいで腰が痛くなった」「こんな歳なんだから腰はもう治らない」という声をよく耳にします。腰痛の原因は老化現象にあると頑《かたく》なに信じているのです。しかし、それはまちがいです。腰痛は歳をとったからといって増えるものではありません。

山口義臣と山本三希雄は、一七歳以上の一般住民六九七九名を対象に、腰痛に関するアンケート調査を行なっています。それによると、腰痛のピークは三〇代から四〇代にあり、初めて腰痛を経験した年齢も二〇代をピークに徐々に減少しているのです(131)（**図表6・7**＝三一ページ）。

変形性脊椎症（変形性腰椎症・変形性関節症・変形性脊椎炎）という病名があります。老化現象に伴って背骨が変形したり、背骨の周辺に骨棘《こつきょく》という骨増殖が見られたりするものです。

こうした変化はエックス線撮影によって簡単に確認できますが、この背骨の変形が腰痛の原因だとされることがあります。というよりも、正確には、背骨の変形が腰痛の原因にされた時代があったというべきでしょう。なぜなら、**背骨の変形と腰痛とは何ら関係のないことが、半世紀以上も前から繰り返し証明されてきている**からです。

おそらくもっとも古い対照試験は、一九五三年に発表されたアメリカのスプリットホフによるものだと思います。スプリットホフは、腰痛患者一〇〇名と健常者一〇〇名の腰部エックス線写真を比較したところ、両群間の変形性脊椎症の検出率にちがいはなかったと報告しています(108)。

アメリカのトーガーソンとドッターは、四〇代から七〇代までの腰痛患者三七八名と健常者二

図表6 ■ 腰痛は歳とともに増えるのではない

（山口義臣＆山本三希雄「腰痛症の疫学」『整形外科MOOK』1979より改変）

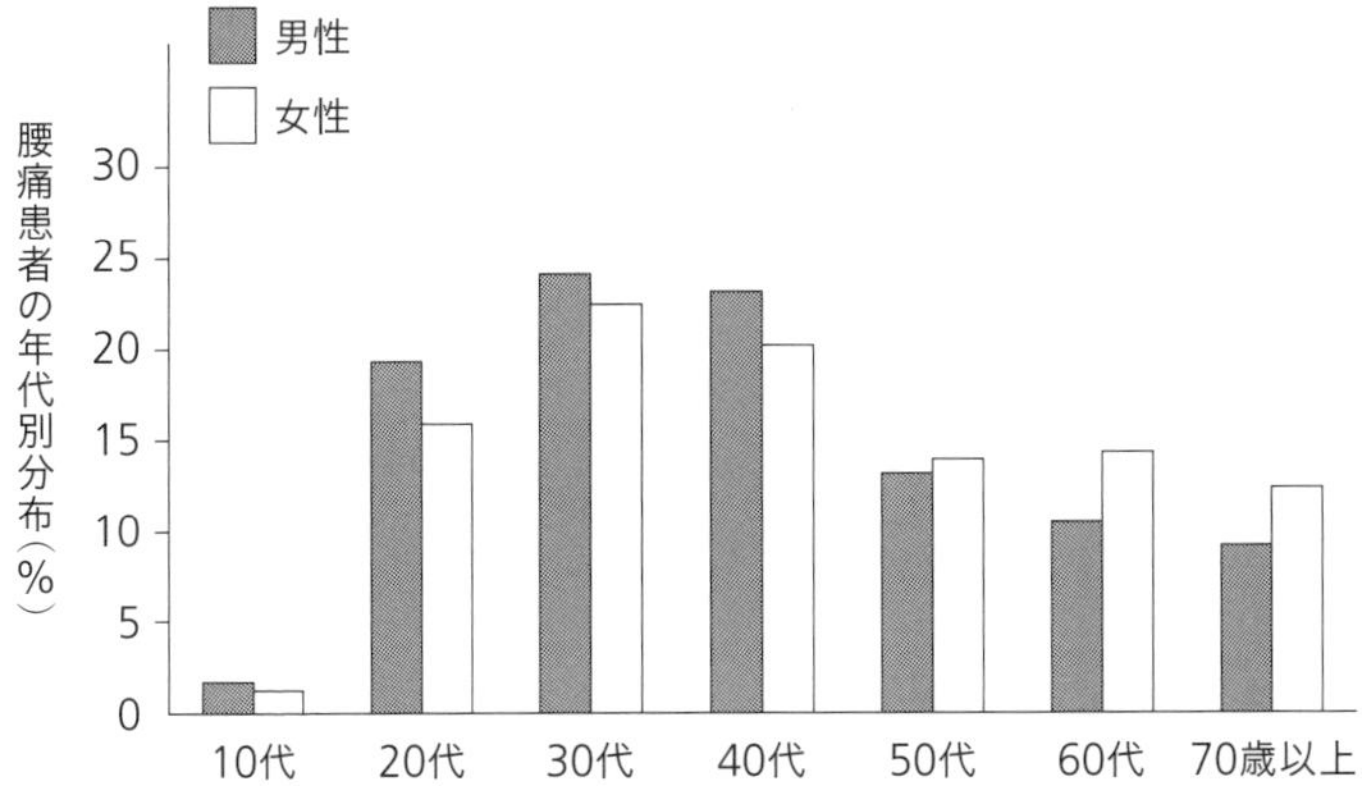

図表7 ■ 歳をとると腰痛を起こさなくなる

（山口義臣＆山本三希雄「腰痛症の疫学」『整形外科MOOK』1979より改変）

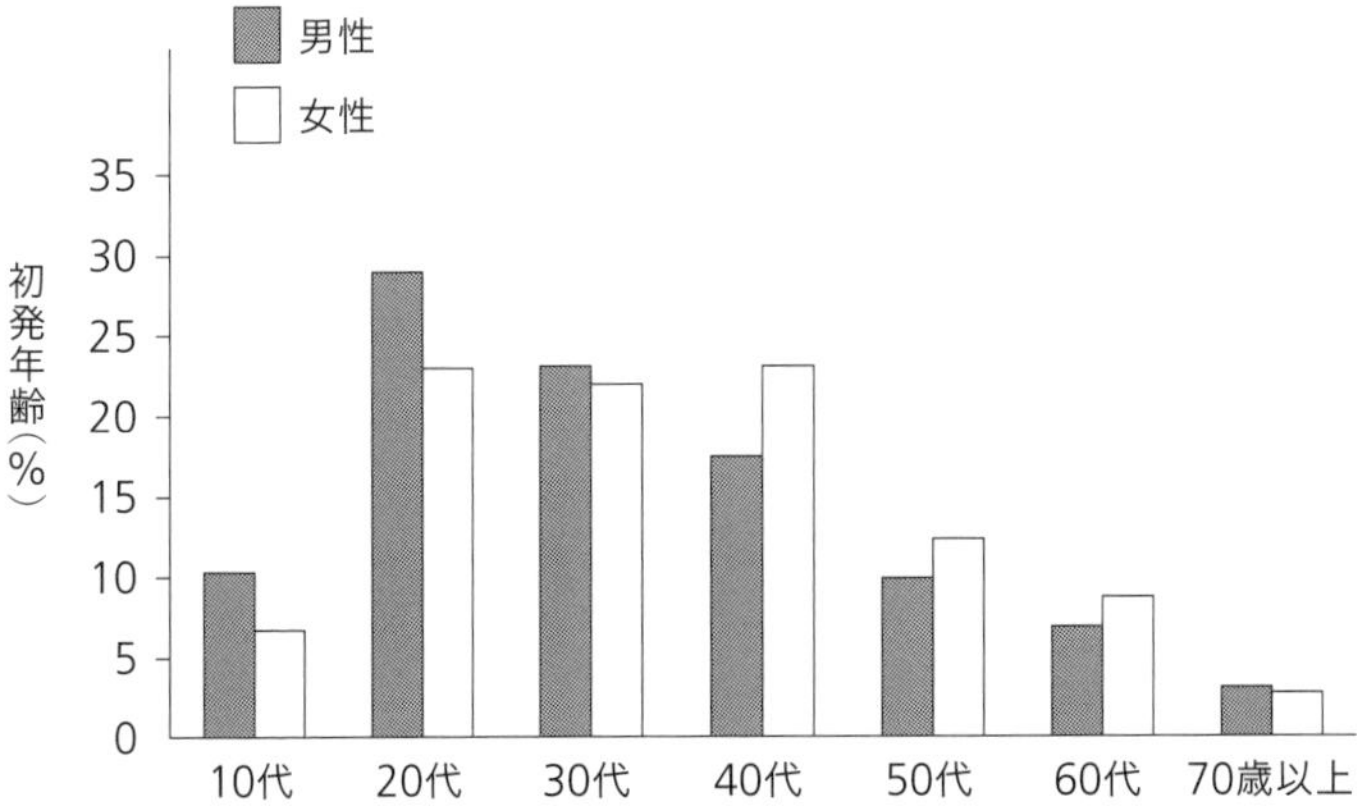

一七名を対象に、腰部エックス線写真を比較しています。その結果、変形性脊椎症（骨棘形成）は腰痛患者の五七パーセントに、健常者の四七パーセントに見られました。しかし、両群間には統計学的な有意差がないことと、同じように加齢とともに増える傾向があることから、変形性脊椎症は単なる老化現象にすぎず、腰痛の原因とは考えられないとしています。[112]

デンマークのビーリング・ソレンセンらの研究チームは、六〇歳の一般住民六六六名を対象に、胸椎と腰椎のエックス線写真を分析しています。それによると、過去一〇年以内に腰痛を経験したことのある三五八名で五八・七パーセントに、腰痛のない三〇八名で五七・五パーセントに変形性脊椎症が見つかり、両群間に検出率の差は認められていません。[10]

アメリカのビゴスらの研究チームは、雇用前健康診断を受けた港湾労働希望者二〇八名、急性腰痛を発症した港湾労働者二〇七名、六カ月以上の慢性腰痛患者二〇〇名を対象に、二名の整形外科医によって腰部エックス線写真の異常検出率を比較しています。その結果、三群の間の加齢による異常検出率には差が出ていません。[11]

これらの事実は、老化による背骨の変形が腰痛の原因ではないことを、明確に証明しています。

アメリカの腰痛診療ガイドラインでも、科学的根拠のない無意味な診断名として、変形性脊椎症をあげています。[117]

■■■ 骨粗鬆症も単なる老化現象にすぎない

背骨の老化といえば、最近では骨粗鬆症《こつそしょうしょう》という病気が注目を集めています。これは閉経期以降の女性に多い病気ですが、今のところ骨粗鬆症と腰痛とを結びつける証拠はありません。

たとえば、骨粗鬆症の人が手首や股関節を骨折したとしても、その部位の痛みは骨折するまで感じることはありません。また、エックス線撮影で背骨の圧迫骨折が見つかったときも、本人はいつ骨折したのか知らないことが多いものです。

アメリカのフレンロフとウィリアムズは、腰痛患者二〇〇名と健常者二〇〇名のエックス線写真を比較しています。その結果、両群間に変形性脊椎症、骨粗鬆症、椎体圧迫骨折（楔状椎《けつじょうつい》や扁平椎）などの加齢による異常検出率に差がありませんでした。これを受けてフレンロフとウィリアムズは、解剖学的変化、つまり老化による背骨の変形が腰痛の原因とは考えられないと述べています。(40)

この研究を見てもわかるように、骨粗鬆症はしわや白髪と同じ正常な老化現象でしかありません。骨粗鬆症で問題になるのは、腰痛よりもむしろ骨折しやすいという点です。特に肋骨、手首、股関節の骨折が多いので、転ばないように十分注意する必要があります。

実は、**画像検査で見つかる背骨の変化と腰痛が無関係だということは、専門家の間ではすでに周知の事実**なのです。にもかかわらず、なぜか一般の人々には正確に伝わっていません。

体験記

読書療法を続けて全身が朗らか

I・S（六七歳・男性）元大学教授

二〇〇四年五月五日、娘が本屋に行くというので一緒に出かけました。で、心理学コーナーで長谷川先生の本を発見。帰途、夏物を買いたいという娘を洋服屋まで送り、小生は駐車場でその本を読み始めました。それこそ、息もつかずに読んでいたわけです。

小生の腰痛は筋金入りでした。五〇歳を迎えた一七年前の四月、訪れていたサンフランシスコのホテルで起こったギックリ腰以来、痛みが腰から消えることがなく、プールで水に浮かんでいるときだけ痛みを忘れることができる状態でした。

地元の総合病院の整形外科や開業医の先生を何軒訪ねたことでしょう。どのお医者さんも「腰痛にまつわる常識」を話してくださったのはいいのですが、小生を「動作恐怖症」に追い込むことになり、何か行動を起こす前に「腰は大丈夫かな？」と考える習慣がついてしまいました。

先日、親戚の結婚式のため遠出をしたところ、翌日から期待に応えて（？）見事に激痛が走り、どこにも出かける気にならず我が家でゴロゴロしていたのですが、ゴールデンウィークを利用して里帰りをしていた娘が小生を運転手として引っ張り出してくれたのでした。

さて、店から出てきた娘に声をかけられ、気がついてみると、なんと腰痛が軽減しているではありませんか！　三章の中頃まで読んでいるうちに「呪い」から解放されつつある自分を発見しました。

あれから約一カ月、読書療法を続けていますが、我が腰を訪れた激痛は再来していません。一七年ぶりに朝の散歩も、週二〜三回楽しく行なっています。足も腰も、いや全身が朗らかになりました。もうひとりの娘が「お父さん、この頃、顔つきが変わりましたね」というほどの変化です。

さあ、一七年間に退化した筋力をどうやったら復活させられるかが今後の課題です。暗い老後を覚悟しておりましたが、六七歳の現在、明るい未来が見えてきました。この喜びを全国の腰痛持ちに伝えたい気持ちでいっぱいです。

MRIで健康な人の腰を調べると、
七六パーセントに椎間板ヘルニアが
見つかるのです。

椎間板の変化は異常とはいえない

恐怖の目で未来を眺めるのは、
危険きわまりない。
——エドワード・ヘンリー・ハリマン（アメリカの鉄道王）

椎間板の異常は腰痛とは無関係

椎間板とは、背骨と背骨の間に位置し、ショックアブゾーバー（衝撃吸収装置）の役割をはたしている軟骨組織で、軟骨板《なんこつばん》、線維輪《せんいりん》、髄核《ずいかく》の三つで構成されています（**図表8**＝三九ページ）。

医師は腰痛患者のエックス線写真を見ながら、「背骨の間が狭くなっている」とか「椎間板がつぶれている」と説明する場合があります。これは腰部椎間板症もしくは椎間板変性と呼ばれる状態で、老化現象によって椎間板の弾力性が失われていることを意味します。最近では、CTスキャン（コンピュータ断層撮影装置）やMRI（核磁気共鳴断層撮影装置）を使って、より正確に椎間板変性を確認できるようになりました。

この椎間板変性が腰痛の原因だという考え方がありますが、実は、椎間板変性と腰痛とは何の関係もありません。

スイスのエルフェリングらの研究チームは、腰痛のない健常者四一名を対象に、腰部椎間板をMRIで繰り返し撮影し、五年間にわたって追跡調査しています。それによると、全体の四一パーセントに椎間板変性の発症または進行が見られたものの、「重い物を持ち上げる」「重い物を運ぶ」「身体を捻《ひね》る」「身体を曲げる」といった従来の危険因子とは関係がなかったといいます。それに加えて、腰痛発症率はむしろ椎間板変性のあるほうが低いことが確認されました。この結果を受けてエルフェリングらは、腰痛と椎間板変性との間に関連はないと結論づけています。[35]

また、カナダのバッティィらの研究チームは、男性の一卵性双生児一一五組を対象に、詳細なアンケートとＭＲＩを使って、椎間板変性を促進させる危険因子を調査しています。その結果、椎間板変性は、仕事やレジャーにおける身体的負担、車の運転、喫煙習慣よりも、遺伝的因子の影響を強く受けていることが判明しています[5]。

要するに、**椎間板変性の発症は、これまで信じられていた物理的因子とは無関係であり、なおかつ腰痛とも無関係だということが証明された**わけです。

ちなみに、アメリカの腰痛診療ガイドラインでは、科学的根拠のない無意味な診断名として、腰部椎間板症（椎間板変性・椎間板傷害・椎間板裂傷・椎間板症候群）をあげています[1-17]。

これまでの研究は、症状を訴えている患者を対象にしたものがほとんどでしたが、症状のない健常者を対象にした研究が増えるにつれて、**従来の常識を覆すいろいろな事実**がわかってきました。これは椎間板ヘルニアについてもいえることです。

■腰痛も坐骨神経痛も引き起こさない椎間板ヘルニア

椎間板ヘルニアとは、髄核が線維輪とともに後方へ膨らんだり、髄核が線維輪を破って飛び出したりした状態を指し、これが近くの神経を圧迫して腰痛や坐骨神経痛を起こすと考えられています。

もしこれが事実だとすれば、椎間板ヘルニアを持っている人は何らかの症状があるはずですが、現実はそうではありません。

図表8 ■ 椎間板はこうなっている

A：椎間板横

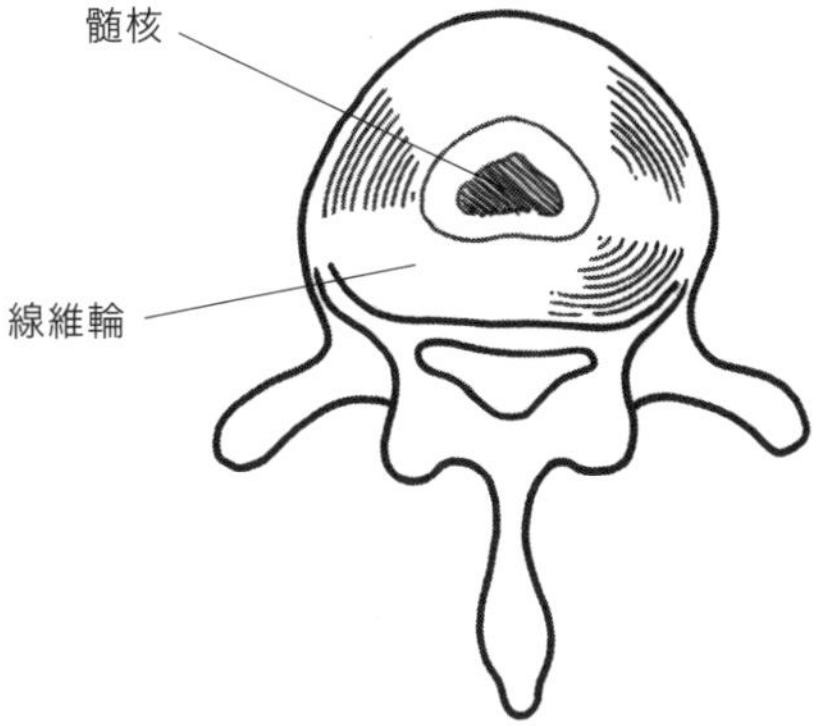

B：椎間板縦

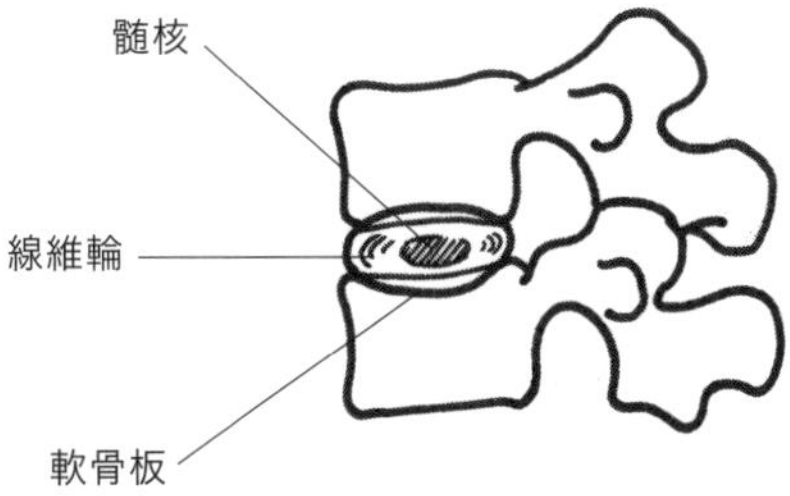

腰痛の研究者にとっては最高の名誉とされる、国際腰椎学会でボルボ賞を受賞した研究がそれを証明しています。

アメリカのヴィーセルらの研究チームは、腰下肢痛を経験したことがない二一歳から八〇歳までの五二名を対象に、CATスキャン（コンピュータ体軸断層撮影装置）で腰部を撮影し、それに腰下肢痛患者のCAT画像六枚をランダムに混ぜ合わせ、内容を知らない三名の神経放射線医にこれらの画像所見を読影させています。

その結果、年齢にかかわりなく三五・四パーセントに何らかの異常が検出され、四〇歳未満では一九・五パーセントに、四〇歳以上では二六・九パーセントにそれぞれ椎間板ヘルニアが見つかっています[129]。

また、アメリカのボーデンらの研究チームも、MRIを使って同じような研究をしています。腰下肢痛を経験したことがない二〇歳から八〇歳までの六七名の腰部をMRIで撮影し、それに腰下肢痛患者のMRI画像三三枚をランダムに混ぜ合わせ、内容を知らない三名の神経放射線医にこれらの画像所見を読影させるというものです。

その結果、椎間板ヘルニアが二一〜三六パーセント、椎間板膨隆が五〇〜七九パーセント、椎間板変性が三四〜九三パーセントに認められています[12]（**図表9**）。

さらに、アメリカのジェンセンらの研究チームも、腰下肢痛を経験したことがない二〇歳から八〇歳までの九八名の腰部をMRIで撮影し、それに腰下肢痛患者のMRI画像二七枚をランダムに混ぜ合わせ、内容を知らない二名の神経放射線医にこれらの画像所見を読影させています。

図表9 ■ 椎間板の変化は異常とはいえない
（Boden SD, et al.:J Bone Joint Surg Am, 1990より改変）

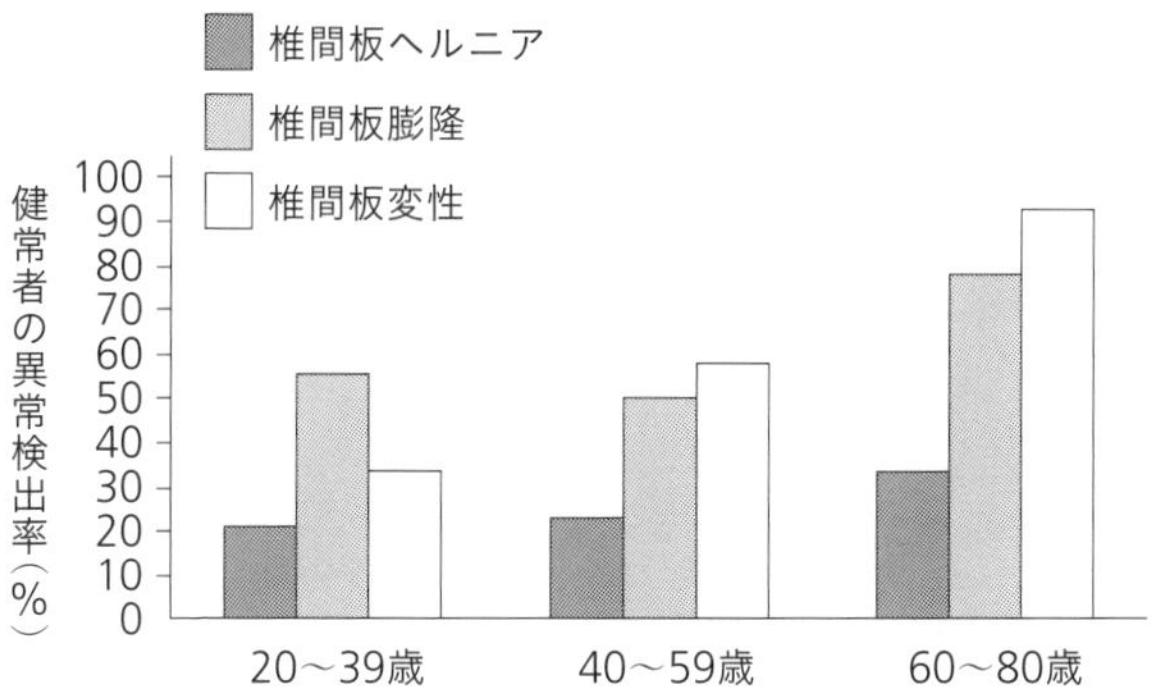

この研究では椎間板ヘルニアを次の三つに分類し、タイプ別に異常検出率を調査しています。

❶椎間板膨隆（線維輪の亀裂はないが椎間板が後方に膨れている）

❷椎間板突出（線維輪に亀裂が生じて髄核が後方へ移動する）

❸椎間板脱出（髄核が線維輪を破って後縦靭帯まで達している）

その結果、少なくとも一カ所以上の椎間板膨隆が五二パーセント、椎間板突出が二七パーセント、椎間板脱出が一パーセントに確認されています[69]。

このように、腰痛や坐骨神経痛のない健常者にも椎間板の異常はよく見られます。特に、健常者における椎間板ヘルニアの検出率は、おおむね二〇～五〇パーセントといったところでしょう。

ところが一九九五年、国際腰椎学会でボルボ賞を受

図表10 ■ 無症状の椎間板ヘルニアはこれだけある
(Boos N, et al.:Spine, 1995より)

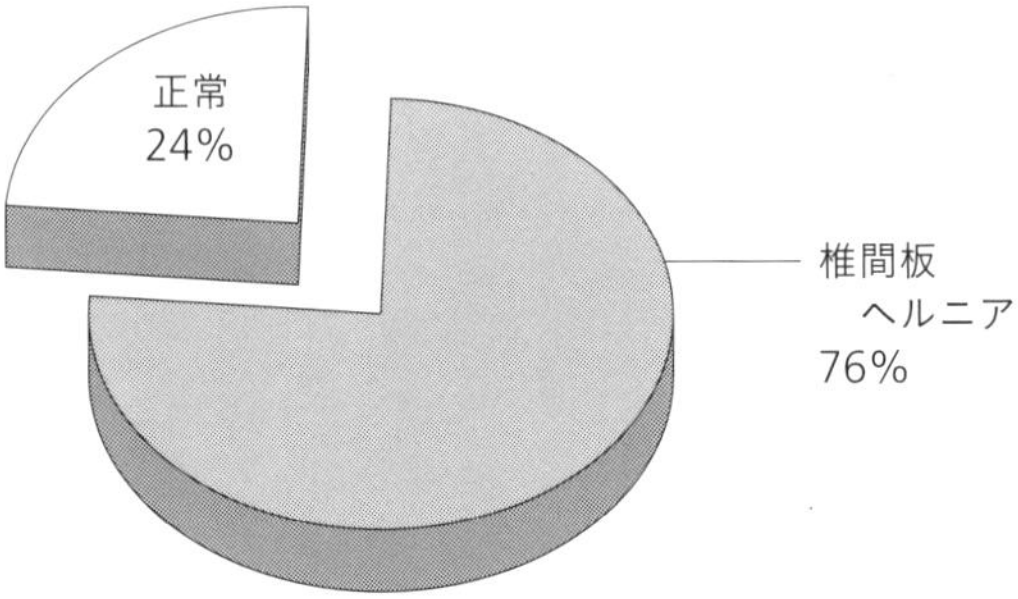

賞した研究が、衝撃的な事実を報告しています。

カナダのブースらの研究チームは、すでに椎間板ヘルニアと診断された強い腰下肢痛を訴える患者四六名と、年齢、性別、職業などを一致させた健常者四六名の腰部椎間板をMRIで撮影し、内容を知らない二名の神経放射線医に両群の画像所見を読影させています。

その結果、健常者の七六パーセントに椎間板ヘルニアが（**図表10**）、八五パーセントに椎間板変性が見つかったのです。[14]

画像診断によって椎間板に異常が検出されたとしても、それが必ずしも腰痛や坐骨神経痛を引き起こさない事実が証明されたわけですが、**症状のない人の七六パーセント、すなわち四人のうち三人が椎間板ヘルニアを持っている**のならば、椎間板ヘルニアの存在はどう考えても異常所見とはいえません。

体験記

歩けないほどの痛みが完全に消えた

E・H（四五歳・男性）学習塾講師

三八歳のとき、ギックリ腰で三日間寝込みました。一年後、またギックリ腰。腰の骨が砕けたような激痛でした。痛みで何度も叫び声をあげたほどです。床に伏して三日目、トゲでも抜けるように、激痛は消えてしまいました。

それから一カ月たって、今度は左足全体が猛烈に痛みだしました。熱湯をかけられて、ひどいやけどになったような痛みです。病院の検査では、「椎間板ヘルニアが原因の坐骨神経痛」とのこと。三カ月間は骨盤牽引《けんいん》をし、その後、腰痛体操や半身浴を続けましたが、少しも改善されず毎日が不安でした。

三年後の四二歳のとき、左足の痛みで座ることも歩くこともできなくなりました。安静にしていましたが、何も改善されません。そこで、レーザー手術を決意して、インターネットで病院を探していました。そのときに見つけたのがTMS理論です。長谷川先生の本を一読して、何の矛盾も感じませんでした。

心理学的な説明もすんなり理解できました。

腰痛の原因は、ストレスなどによる自律神経の悪循環という理論もよくわかりました。

治療プログラムとして行なったのは次の四つです。

一、長谷川先生の本を毎日読む
一、「毎日の注意」を復唱する
一、いろいろなことをノートに書いて考える
一、TMSジャパンから購入したDVDを毎日観る

五日ほどで、痛みがあっても動けるようになり、一カ月で日常生活に支障がなくなりました。

三カ月半で、痛み自体もほぼ完全に消えました。左足に少し違和感が残りましたが、今はそれもありません。

海外旅行や車の運転など、あきらめていたことができるようになり、とても感謝しています。

腰痛患者だろうと健康な人だろうと、
背骨や骨盤の異常は同じ頻度で見つかります。

腰痛がなくても
背骨や骨盤の異常はある

生命の特性とは、複製よりはホメオスティシス、
画一性よりは多様性、
遺伝子の独裁よりは細胞の融通性、
部分の精密さよりは全体の誤差許容性である。
なかでも、誤差に対する許容性は
生命のもっとも根本的な特性である。
——フリーマン・ダイソン（アメリカの理論物理学者）

■■■ 画像検査で腰痛の原因は発見できない

画像検査で発見される異常は、老化による骨や椎間板の変化以外にも、腰仙移行椎、脊柱側彎《そくわん》症、脊椎分離症、脊椎辷《せきついすべ》り症《しょう》、潜在性二分脊椎《にぶんせきつい》（潜在性脊椎披裂《ひれつ》・潜在性脊椎破裂）などがあります。

しかし幸いにして、これらも腰痛の原因ではありません。

なぜなら、腰痛患者と健常者とを比較した研究では、こうした異常の検出率にまったく差が出ていないからです。

たとえば、アメリカのスプリットホフは、腰痛患者一〇〇名と健常者一〇〇名の腰部エックス線写真を比較していますが、両群間の腰仙移行椎、脊椎辷り症、潜在性二分脊椎の検出率に差は見られていません[108]（**図表11**）。

アメリカのフレンロフとウィリアムズも、腰痛患者二〇〇名と健常者二〇〇名のエックス線写真を比較しています。

その結果、やはり両群間の異常検出率に差は出ていません[40]（**図表12**）。

イスラエルのリブソンらの研究チームは、一八歳から五〇歳までの腰痛患者八〇七名と健常者九三六名を対象に、腰部エックス線撮影によって脊椎分離症の検出率を比較しています。

その結果、腰痛患者の九・二パーセントに、健常者の九・七パーセントに脊椎分離症が見つかっています[81]。

アメリカのビゴスらの研究チームは、雇用前健康診断を受けた港湾労働希望者二〇八名、急性

図表11 ■ 背骨や骨盤の異常は腰痛の原因ではない

(Splithof CA:JAMA, 1953より改変)

	腰痛患者群（100名）	健常者群（100名）
腰仙移行椎	10%	10%
脊椎辷り症	2%	3%
潜在性二分脊椎	4%	6%
変形性脊椎症	26%	22%

図表12 ■ 腰痛がなくても背骨や骨盤の異常はある

(Fullenlove TM & Williams AJ:Radiology, 1957より改変)

	腰痛患者群（200名）	健常者群（200名）
脊椎辷り症	1.5%	2.5%
腰仙移行椎	13.5%	9.5%
潜在性二分脊椎	3.0%	26.0%
椎間狭小	21.5%	31.0%
変形性脊椎症	20.0%	34.0%
脊柱側彎症	30.0%	45.5%
腰椎前彎過剰	1.0%	2.5%
腰椎前彎減少	22.0%	22.0%
骨粗鬆症	1.0%	2.5%
シュモール結節	5.5%	13.0%
椎体圧迫骨折	0%	10.5%
骨盤傾斜	2.0%	1.5%

図表13 ■ 画像所見では腰痛を予測できない

（Bigos SJ, et al.：Clin Orthop, 1992より改変）

	健康診断群（208名）	急性腰痛群（207名）	慢性腰痛群（200名）
潜在性二分脊椎	16.3%	14.0%	7.5%
脊椎分離症	9.1%	4.3%	7.0%
脊椎辷り症	4.3%	2.9%	4.0%
腰仙移行椎	15.9%	11.6%	14.0%
脊椎の退行変化	27.8%	24.2%	36.5%

腰痛を発症した港湾労働者二〇七名、六カ月以上の慢性腰痛患者二〇〇名を対象に、二名の整形外科医によって腰部エックス線写真の異常検出率を比較しています。

その結果、三群間の異常検出率に差がなかったことから（**図表13**）、将来の腰痛発症を予測できないばかりか放射線被曝の問題もある腰部エックス線撮影は、雇用者を選別するための方法としては価値がないと述べています[11]。

このように、画像検査で発見される背骨の変化は、腰痛とは関係のないことが科学的に証明されているのです。

■■■ 骨盤の歪みは腰痛と無関係

背骨のズレや骨盤の歪みが腰痛の原因だと主張する人たちがいます。こういう説を主張するのは、主に整体術、カイロプラクティック、オステオパシーの治療

図表14 ■ 背骨や骨盤の異常

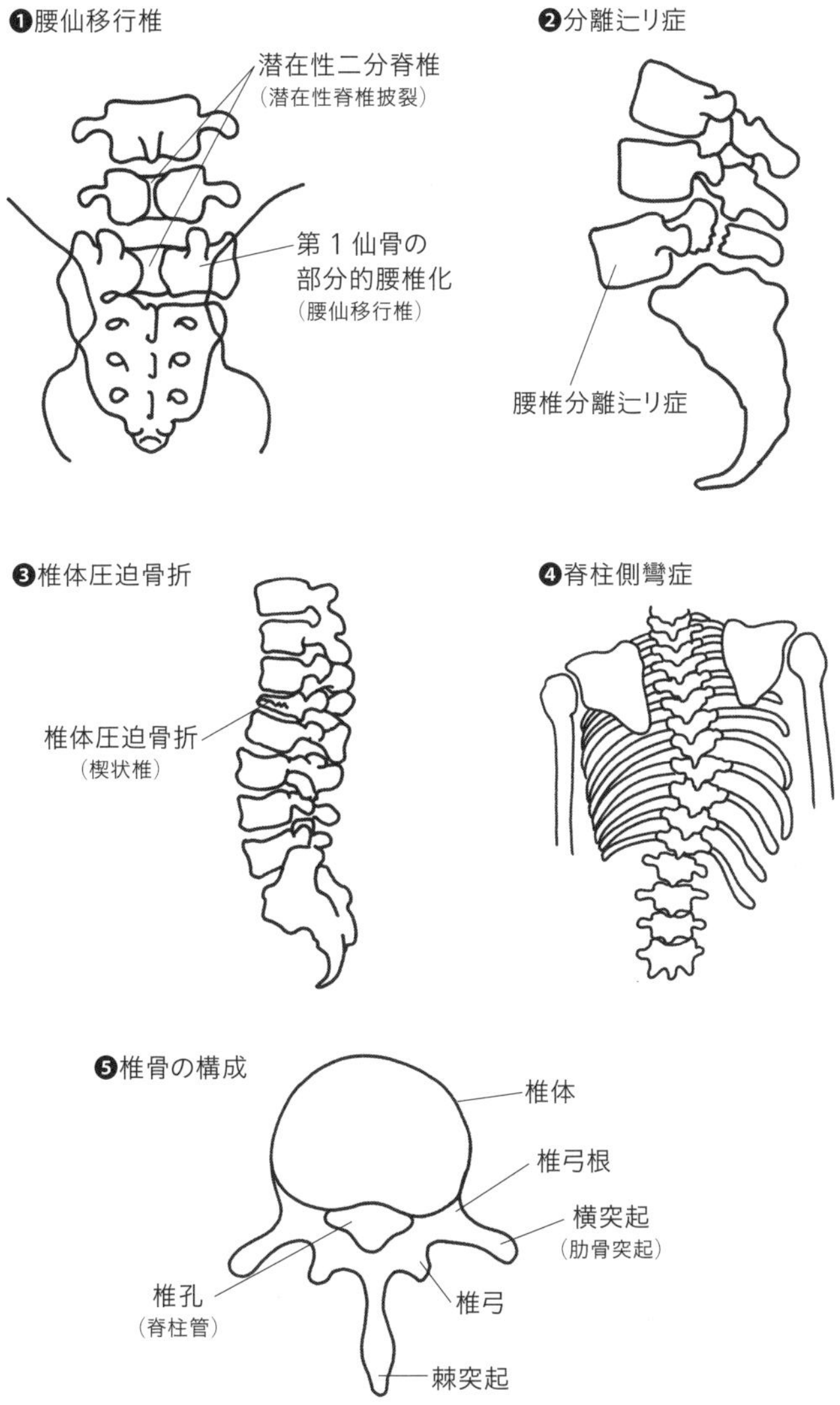

家たちです。これらの治療法は、日本では「脊椎療法」と呼ばれ、世界的には「脊椎マニピュレーション（Spinal Manipulation）」と呼ばれています。

こうした代替医療が普及したせいでしょうか、あまりにも多くの人々が背骨のズレや骨盤の歪みが腰痛の原因だと信じ込んでいますが、この説の正当性が科学的に証明されたことは、これまでただの一度もありません。

一九七六年、ウィルクら五人のカイロプラクターが、アメリカ医師会を反トラスト法（独占禁止法）違反で告発したことがあります。一九八七年八月二七日、一一年におよぶ審理の末にシカゴ連邦地裁のゲゼンダナー判事が下した判決は、アメリカ医師会の有罪というものでした。

しかし、カイロプラクティックが長年主張してきたサブラクセーション、すなわち「背骨のズレ」という原因論は誤りであることをカイロプラクター側は認めています。[44] そもそも、背中で触れることができる背骨の一部分（棘突起《きょくとっき》）の不整列は先天的なもので、もともと正中線上にはありません。

解剖学的には、棘突起が正中線上に位置する確率は二〇パーセント程度だといわれています。また、アメリカのリヴァンジーは、発症後一年以内の腰痛患者一四四名と健常者一三八名を対象に、骨盤の歪みを厳密に測定して腰痛との関連を調べていますが、どのような臨床的意義においても、**骨盤の非対称性と腰痛とは関連していない**ことを証明しています。[80]

ちなみに近代のカイロプラクティックは、神経病態生理学、運動病理学、筋病理学、組織病理学、生化学的変化のうち、ひとつ以上を含む複合体としてサブラクセーションを捉えています。[103]

体験記

外に出られなかった地獄の日々から生還

H・T（三二歳・男性）システム・エンジニア

一九九四年に腰痛を患い、九七年に以前の職場を退職。いろいろな病院に通い、お金を使い、そのたびに「ああ、ここもダメだった」とがっくりし続けていました。リハビリの水泳などもまったく効果なしでした。

九九年になんとか再就職するも、状態は悪化するばかり。一時は立つこともままならず、なんとか起き上がれるようになるも、コルセットをまき、ほとんど外に出られず、仕事にも手がつかない地獄の毎日。

ところが二〇〇一年七月に長谷川先生の本を発見し、さっそく試したところ、一〇だった痛みが三カ月ほどで二に減少！　そしてさらに一年後、「TMSジャパン・メソッド」を受講することで、わたしの腰はすっかりよくなってしまったのです。この治療法のおかげで仕事はもちろん、あきらめかけていた趣味のバンド（軽音楽）やMTB（自転車）も再開できました。

しかも単に腰がよくなっただけではありませんでした。「病を通して道を見出せ」のごとく、この治療法を通して気づくものがたくさんありました。これもみな、長谷川先生およびTMSジャパンの掲示板に来られている元患者のみなさんのおかげでございます。本当にありがとうございました。

姿勢が悪いから
腰痛になるなんて言葉を
信じてはいけません。

姿勢と腰痛との間に因果関係はない

完全を求めることは、
人間の心を悩ませるこの世で
最悪の病である。
——ラルフ・ウォルドー・エマーソン
（アメリカの思想家・詩人）

背骨の曲がりは腰痛と無関係

姿勢が悪いから腰痛になるという説がありますが、まったく何の根拠もありません。本来、姿勢や体型は遺伝的因子が深く関わっていますし、それをあれこれ変えようとしたところで、腰痛は治りもしなければ防ぐこともできません。

たとえば、アメリカのフレンロフとウィリアムズは、腰痛患者二〇〇名と健常者二〇〇名のエックス線写真を比較しています。それによると、脊柱側彎《そくわん》症は腰痛患者の三〇パーセント、健常者の四五・五パーセントに見られ、腰椎の前彎過剰（腰が反りすぎている）は腰痛患者の一パーセント、健常者の二・五パーセントに、その逆の前彎減少（腰の反りがない）は腰痛患者の二二パーセント、健常者の二二パーセントにそれぞれ見つかっています(40)（四七ページの**図表12**参照）。

腰の反り具合も腰痛とは無関係

また、アメリカのワインレブらの研究チームは、腰下肢痛がない二〇歳から三九歳までの妊婦五四名と一九歳から四〇歳の非妊婦四一名を対象に、ＭＲＩによって腰部椎間板を調べています。それによると、妊婦群の五三パーセント、非妊婦群の五四パーセントに椎間板の異常が認められ、椎間板ヘルニアの検出率は妊婦群が九パーセント、非妊婦群が一〇パーセント、椎間板膨隆は両群とも四四パーセントと、妊婦と非妊婦の間に差は見られませんでした。この結果を受けてワイ

図表15 ■ 腰の反りと腰痛は関係ない
（Hansson TJ, et al.：Spine, 1985より改変）

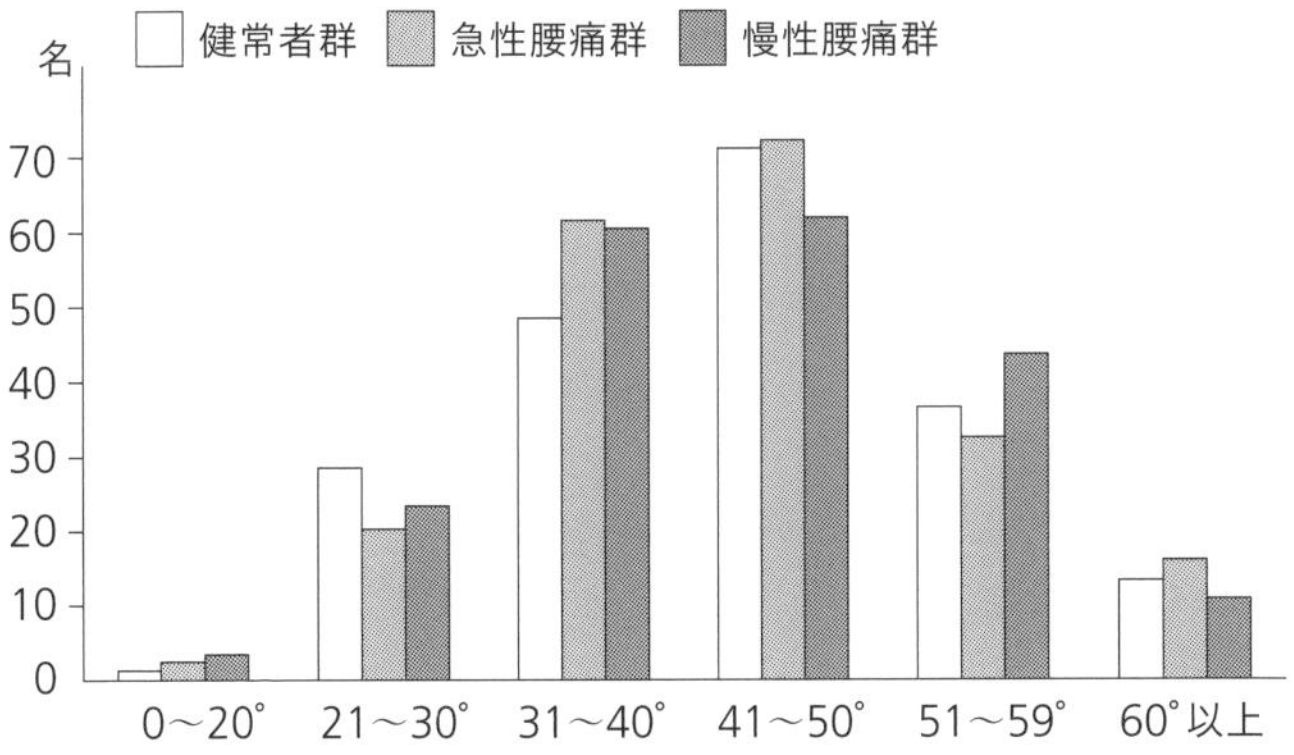

ンレブらは、椎間板膨隆や椎間板ヘルニアは出産適齢期の女性にはごくふつうに見られる所見であり、これまで信じられてきたように、妊娠したからといって椎間板の異常が増えるものではないと述べています[126]。

さらに、スウェーデンのハンソンらの研究チームは、二〇歳から六三歳までの健常者二〇〇名、急性腰痛患者二〇〇名、慢性腰痛患者二〇〇名を対象に、エックス線撮影によってファーガソンの仙骨底角（仙骨上端面と水平線との角度）を比較しています。その結果、三群間に統計学的な差は認められなかったことから（**図表15**）、腰部前彎の強弱と腰痛とは何の関係もないので、医師は腰部前彎に関するコメントは控えるべきだと指摘しています[57]。

このように、**背骨が歪む脊柱側彎症や、腰の部分が反りすぎていたり、逆に反りが少ない状態も、腰痛とは無関係だということが証明されている**のです。

体験記

わたしに安心感を与えてくれた本に感謝

K・B（四六歳・男性）鍼灸師

一九九七年の春のことです。突然腰部に痛みを覚えて以来、日常生活も送れなくなりました。すぐによくなると楽観していたのですが、状況は月日を数えても一向に変わりません。

すがるような思いで数々の療法を渡り歩きました。そのほとんどは原因を（きわめて当然ですが）構造異常で解釈し、日常の動作制限を数多く申し渡します。多くの制限は習慣化され、身体の自由まで奪っていきました。

こんなことがありました。公園で子どもたちの遊ぶサッカーボールがわたしの頭に飛んできました。ゆるやかなボールでしたが避けることができなかったのです。わたしは、右に振り向くことを禁じられていたからです。ボールは右から来たのでした。

このとき、自分の状況を初めて客観視できました。このままでは〝廃人〟になる。そのときのわたしの身体はもはや自分のものではなかったのです。

こうした状態で四年がすぎ、長谷川先生の本に出会うことになります。奇抜なタイトルが目をひきました。内容を見ると納得することばかり。いつしか祈るような気持ちで読んでいました。

すぐに変化がありました。それは大きな〝安心感〟が生まれたことです。「痛みは構造異常が原因ではない。だからそれを恐れる必要はまったくない」というのです。加えて、数多くの慢性腰痛患者が奇跡的に回復しているという事実にとても勇気づけられました。

半年たったある日、ほとんど痛みを忘れている自分と出会いました。忘れることのできない日です。以後数年を経た今日、まだ完治とまでは至りませんが、それも遠い日でないことを確信しています。

ちなみにわたしは鍼灸指圧師です。人体を深く研究し、身体もそれなりに鍛えてきたつもりです。人生を覆す出来事という他ありません。わたしの体験は立場上、公言できることではないかもしれません。しかし、このようにも考えます。わたしが救われたTMS理論をこのまま終わらせてはならない。この理論を待っている大勢の人がいるのです。

最後に、TMS理論を世に出してくださったジョン・E・サーノ先生、そして長谷川淳史先生に深く深く感謝申し上げます。

腰痛は職業病でも
ケガでもないことを知っていますか?
腰への負担を減らしても
腰痛は予防できません。

腰痛は捻挫や
挫傷のせいではない

あなたを支配するのは、
出来事ではない。
その出来事に対するあなたの見方が
支配するのだ。

――マルクス・アウレリウス(ローマ皇帝)

外傷と腰痛を結びつけるのは無理がある

突然腰痛に襲われた人は、必ずといっていいほど、何がきっかけで痛めたのかを思い出そうとします。そして重いものを持ち上げた、身体を屈めた、身体をひねった、すべって転んだなどという思い当たるふしがあれば、それが腰痛の原因だと決めつけます。

もし原因らしいきっかけが思いつかない場合でも、古い昔の出来事を強引に持ち出してきて「二〇年前に転んだせいだ」と主張してゆずらない人さえいます。

一般の方だけでなく医療関係者の中にも、同じことを考えている人たちがいます。腰部捻挫、腰部挫傷、腰椎損傷といった言葉を使う医療関係者たちです。

このように、とても大勢の人々が当然のように腰痛外傷説を信じていますが、明らかな骨折でもない限り、急性腰痛と外傷とは何の関係もありません。アメリカの腰痛診療ガイドラインでも、科学的根拠のない無意味な診断名として、腰部捻挫と腰部挫傷をあげているほどです[117]。

たとえば、山口義臣と山本三希雄は、六九七九名の一般住民を対象に、腰痛発症の原因動作に関するアンケート調査を行なっています（**図表16**＝六〇ページ）。それによると、何らかのきっかけがあったと答えたのは四三パーセントで、五七パーセントが原因らしい出来事はなかったと答えています[131]。

もちろん、これだけで腰痛外傷説は否定できません。ある出来事の直後に発症している人がいるのは事実ですし、このうちの大部分は腰に負担のかかる肉体労働者が占めている可能性がある

図表16 ■ 腰痛の原因は本当に外傷か?

（山口義臣&山本三希雄「腰痛症の疫学」『整形外科MOOK』（1979より改変）

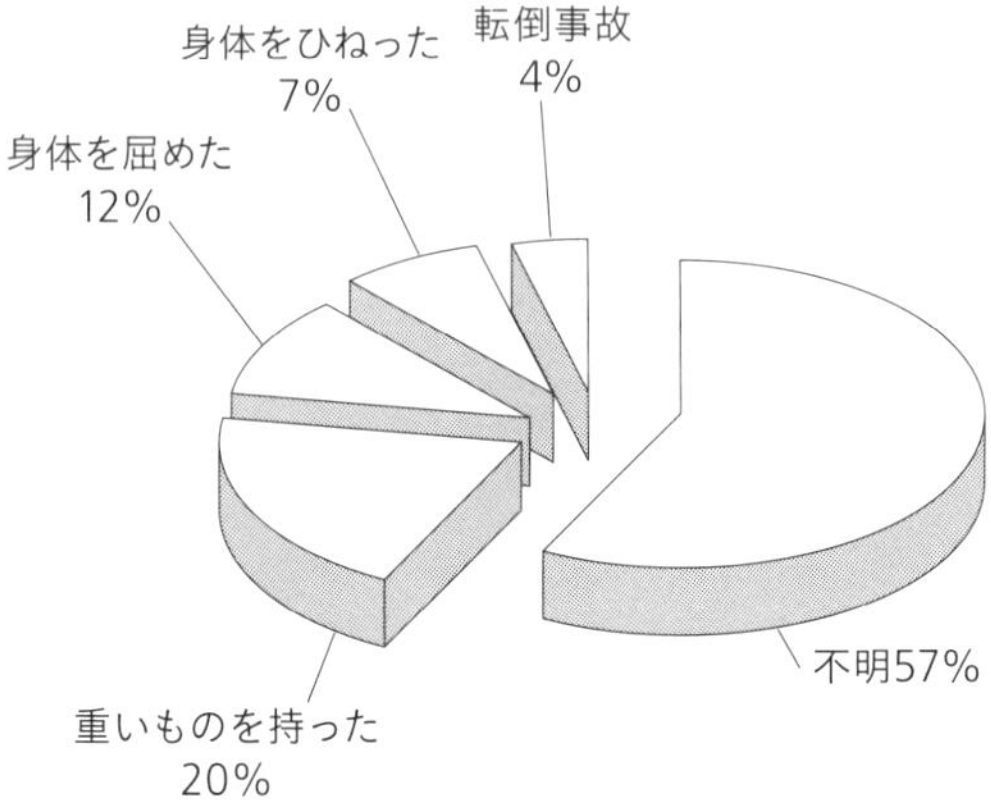

からです。

ところが、山口と山本は同じ調査で、職業別の腰痛患者数も調べています（**図表17**）。それによると、もっとも腰痛が多かったのは無職の人たちで、肉体労働者は二割程度と専業主婦や教員とほぼ同じ頻度となっています[131]。

また、カナダのホールらの研究チームは、誘因を報告する必要のない腰痛患者四六八九名（非利益群）と、誘因を報告することで何らかの経済的利益が得られる腰痛患者六六八七名（利益群）を対象に、腰痛の発症状況に関するアンケート調査を行なっています（誘因とは腰痛発症の数秒前か数分前の動作や出来事を指す）。それによると、誘因ありと答えたのは非利益群が三分の一だったのに対し、利益群は九〇パーセント以上という結果が得られています[56]（**図表18**＝六四ページ）。

同じ腰痛を訴えているのに、きっかけとなった出来事の有無に三倍も開きがあるのは、どう考えても不思議です。

図表17 ■ 腰痛は職業を選ばない

（山口義臣＆山本三希雄「腰痛症の疫学」『整形外科MOOK』1979より改変）

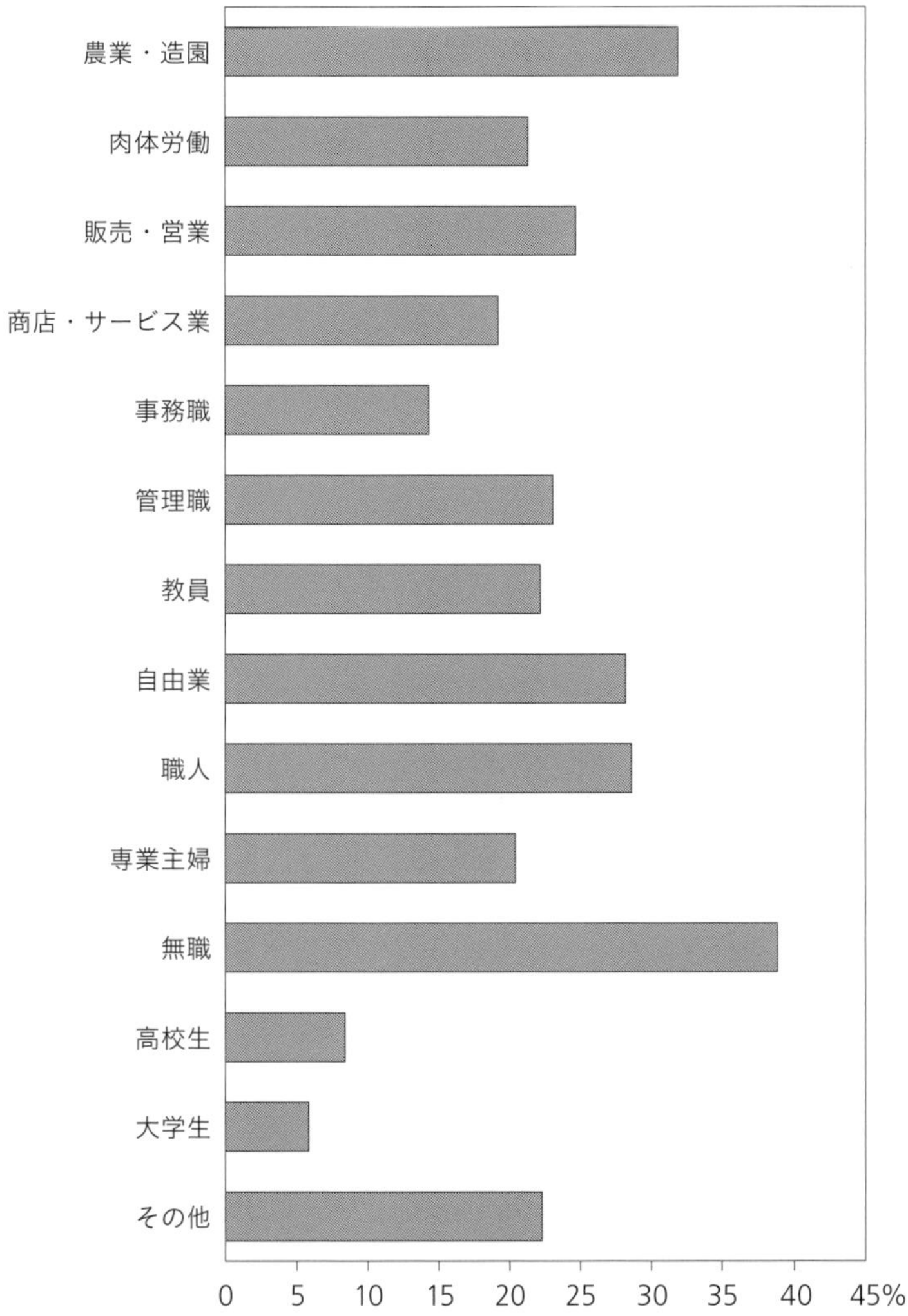

腰にかかる負担は減っても増え続ける腰痛

さらに、アメリカのワイカーとスチュワートは、一日一三〇〇万個を超える小包を扱う世界最大の宅配便会社、UPS（ユナイテッド・パーセル・サービス）の配送センターをランダムに六カ所選び出し、各配送センターの腰痛発症率を比較したところ、その発症率に五倍の開きがあることを発見しています。しかし、いくらくわしく分析してみても、その格差が何に由来しているのかは解明できなかったといいます(130)。

UPSといえば、人間工学に基づく「総合安全衛生プロセス」というシステムを一九九五年から導入し、産業関連傷害の予防に積極的に取り組んでいる企業です。その恵まれた職場環境の中で、しかも同じ仕事内容の労働者の腰痛発症率にこれだけのちがいがあるのです。

要するに、人間工学的なストレス（物理的因子）という従来の考え方では腰痛発症を予測できない、言い換えれば、腰に対する負担をどんなに減らしても腰痛は予防できないということになります。となれば、物理的因子以外の別の何かが腰痛を引き起こしているとしか考えられません。

実のところ戦後七〇年、生体力学に基づく人間工学的アプローチによって、腰にかかる負担は大幅に軽減されてきました。ところが、腰痛患者が減少したという証拠はひとつも存在しませんし、それどころかむしろ年々増えつづけているという現実があります(53)。

また、重いものを持って腰痛が起きた人でも、症状が軽かったり、すぐに回復したりする人がいるかと思えば、朝目覚めると同時に激しい腰痛に襲われ、それがいつまでも治らない例もあります。すなわち、きっかけとなった出来事の有無、痛みの強さ、そして回復するまでの時間にはまったく関連性がないのです。

このような事実と多くの調査結果を考え合わせると、外傷と腰痛を結びつけるのは無理があります。腰痛発症にはもっと他の因子が関わっているはずです。

腰痛は心理社会的因子の影響を強く受ける

アメリカのマラスらの研究チームは、腰痛のない二五名の大学生を対象に、腰椎への物理的負担に対する心理的ストレスと性格特性の影響力を調べています。

この実験は、被験者の性格特性をあらかじめMBTI（Myers-Briggs Type Indicator）で分類しておき、否定的な言葉や態度でストレスを与えた状態、そして肯定的な言葉や態度でストレスを与えない状態で、それぞれ約一四キロのものを持ち上げさせ、LMM（Lumbar Motion Monitor）という装置と筋電図を使って腰にかかる負担を調べるというものです。なお、心理的ストレスを受けているかどうかは、心理テストのSTAI（State-Trait Anxiety Inventory）と血圧測定で確認しています。

その結果、**心理的ストレスは単独で腰痛の原因となり得る**こと、そして内向型、直感型といった性格特性は、外向型に比べて心理的ストレスを受けると腰痛発症リスクが増加することを突き止めています(88)。

この研究が示しているのは、腰痛は物理的因子よりも心理社会的因子の影響を強く受けている

図表18 ■ 外傷では腰痛を証明できない
(Hall H, et al.:Clin J Pain, 1998より)

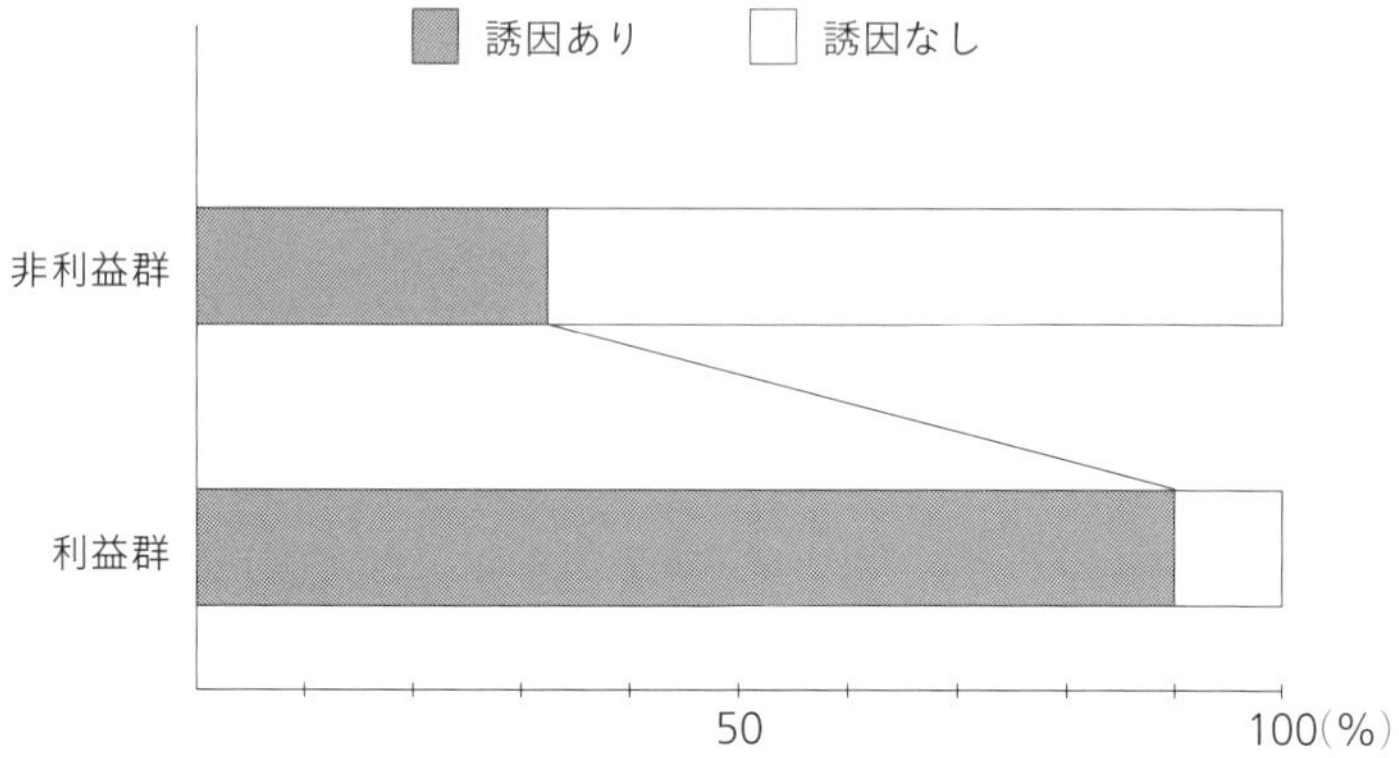

という事実です。

しかもそれは、これまで考えられていたように発症後の経過を左右するだけでなく、発症前から深く関わっていることを示唆しているのです。

われわれは一刻も早く、腰痛外傷説を頭の中から取り除く必要があります。

なぜなら、腰痛に対する過剰な不安や恐怖心が腰痛を引き起こしている可能性も指摘されているからです。

体験記

TMS理論で痛みをコントロール

W・Y（四三歳・男性）会社員

その瞬間、たしかに何かが壊れたのを感じた。趣味のウエイトトレーニングをしていた日曜日の午前中だった。バーベルを担いで立ち上がった瞬間「ボキッ」という感覚があり、上体が右側に傾いてしまった。「しまった！」と思った。以前にもトレーニング中に腰を痛めたことがあったが、今回は明らかに感覚がちがった。

バーベルをラックに戻すと、椅子に座ってことの成り行きを見守った。幸いにして、痛みはまだそれほど感じなかった。急いで着替えを済ませ、帰宅するころには今まで感じたことのないような感覚が腰の周りに広がりつつあった。深刻な事態が進行しているという予感をすでに自分の中でハッキリと感じていた。

そして午後になると、その予感はまさに現実のものとなった。激痛でまったく身体を動かせなくなってしまったのだ。家の中を這って歩くような状態だった。自分の腰はいったいどうなってしまったのか……。

翌朝、事態は変わっていなかったがとにかく出勤しなければならない。会社の駐車場から職場まで足を引きずりながらもなんとかたどり着き、同僚に手助けしてもらいながら仕事を早めに切り上げると、病院に向かった。

レントゲンなどの診察が終わると、医者がわたしの前に座った。この状態である。絶望的な結果を覚悟した。しかし医者の言葉は、「何も異常はありません」だった。

信じられなかった。何かのまちがいだろうと思った。半信半疑ながらも帰宅すると、診察の結果を信じ、とにかく寝込むのはやめようと考えた。

相変わらず痛みはあったが無視して動き続けた。翌朝、また足を引きずりつつ出勤したが、状態はよい方向に向かっているのを感じた。そして、その二日後にはほとんど痛みはなくなっていた。わずか三日前に家の中を這いずり回っていた自分が信じられなかった。

しかしその後のある日、出社後に痛み始めた。四六時中眉間にしわをよせているわたしに、同僚たちも声をかけづらかったはずだ。夕方にはまともに座っていられないほどひどくなった。帰宅後、しばらく横になっていると多少よくなったが、翌日からまた同じことの繰り返しである。

何よりもわたしを当惑させたのは、平日それほどの痛みに襲われるにもかかわらず、休日にはほとんど痛みがないことだった。そのことからも、医者がいうように身体的な原因がないということは、素人のわたしにも理解できた。しかし「原因がないのになぜ痛むのか。いったいどうすれば」という思いで毎日がすぎていった。

そんなある日、新聞で長谷川先生の本の広告を目にした。答えはここにあると直感したわたしは、すぐに本を取り寄せた。あらゆるところに自分のことが書いてあった。そして痛みを引き起こしている〈怒り〉の原因が職場にあることは明らかだった。できるだけ客観的な立場に立つよう努めながら考え抜いた。そして、自分の性格や考え方、周囲との折り合いに一因があると気づいた。

理屈はわかった。頭では理解した。しかし痛みは相変わらず続いていた。理屈はわかっているのに回復しないことに、苛立ちを感じざるを得なかった。

そんなとき「TMSジャパン・メソッド」がわたしを後押ししてくれた。そこでの体験はその後のわたしを変えた。わたしは、痛みをコントロールする術を得ることができた。今でも相変わらず痛みはやってくる。だが今のわたしは、患部の血管が本来の太さを取り戻し、血液が流れ込む様子をイメージするだけで、痛みを退けることができる。

思えばTMS理論など知らなかったあのとき、医者がヘルニアなどを発見していたら、それが痛みの原因とされ、今のわたしは多分ないだろうと思うと、わたしの丈夫な背骨と腰に、そして何よりTMS理論との出会いに感謝するばかりである。

画像検査はかたちを
見ているにすぎません。
欧米では腰痛発症後一カ月以内の
撮影を禁じています。

腰痛疾患に
画像検査は役立たない

知性というものは、
方法や手段に対しては
鋭い鑑識眼を持っているが、
目的や価値については盲目である。
——アルバート・アインシュタイン
（アメリカの理論物理学者）

これだけあるエックス線撮影の弊害

腰痛疾患に用いられる画像検査には、単純エックス線撮影、CTスキャン、MRI、ミエログラフィー（脊髄造影法）、ディスコグラフィー（椎間板造影法）、サーモグラフィー（赤外線熱画像装置）などがあります。

しかし、一部の例外を除けば、腰痛疾患における画像検査はほとんど役立ちません。なぜなら、これまで見てきたように、画像検査で得られる形態学的（構造的）異常が、腰下肢痛の原因だという証拠はないからです。

まず、もっとも一般的な単純エックス線撮影ですが、アメリカの腰痛診療ガイドラインでは、「臨床検査で危険信号が認められない限り、発症から一カ月以内の急性腰痛患者に対する検査としては薦められない」と勧告しています[117]。

この根拠となっているのは、脊柱の退行変化（老化現象）や先天異常は、一般的に腰痛の原因とは考えられないとする腰痛患者と健常者との比較研究です。加えて生殖器に対する放射線被曝の問題があります。

アメリカのホールの研究によると、腰部に対する三方向（前後像、側面像、斜位像）のエックス線撮影は、装置によっては一回で六年間、一六年間、あるいは九八年間、毎日胸部エックス線撮影をした被曝量に匹敵すると警告しています[55]。

また、腰痛患者に対する**エックス線撮影は、患者の回復を遅らせる**という報告もあります。

図表19 ■ エックス線撮影は回復を遅らせる
（Kendrick D, et al.：BMJ, 2001より）

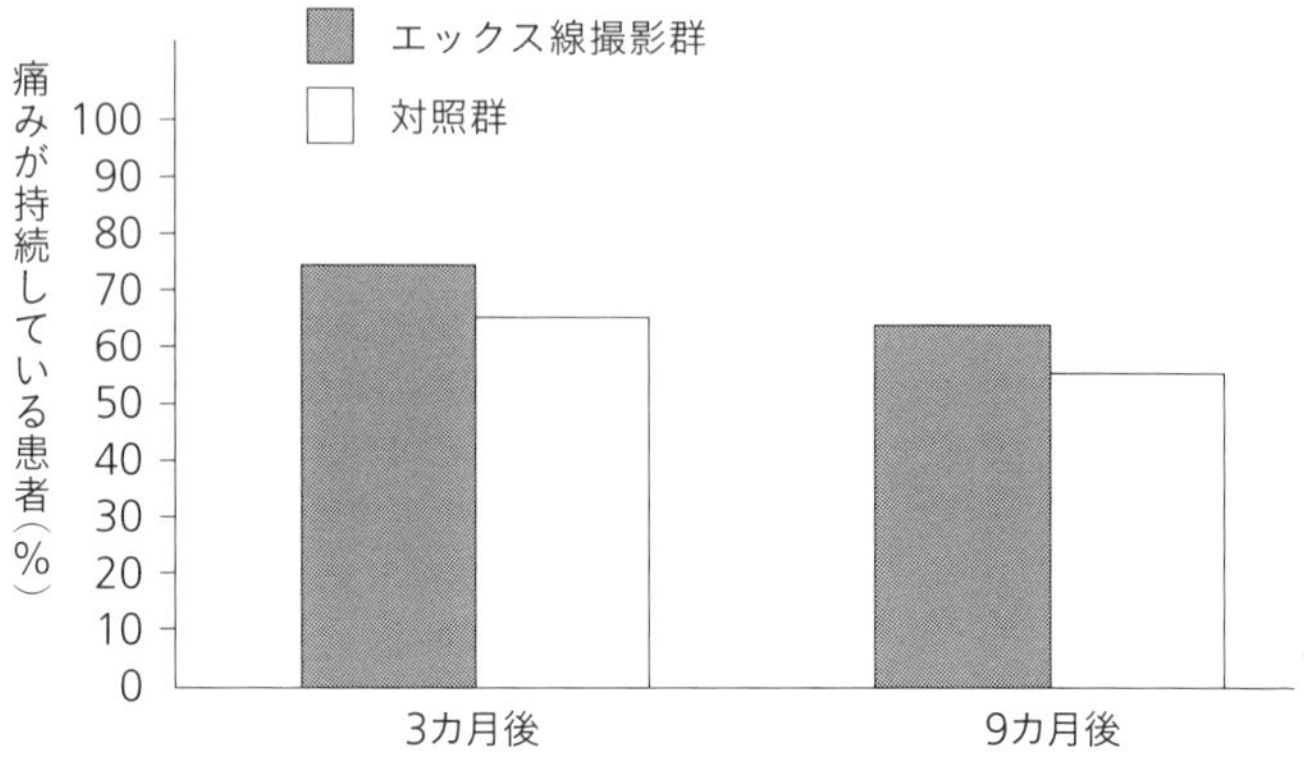

イギリスのケンドリックらの研究チームは、腰痛が一〇週間（中央値）続いている四二一名の患者を、無作為にエックス線撮影をする群と撮影しない対照群に分け、その後の経過を九カ月間にわたって追跡調査しています。

その結果、対照群に比べてエックス線撮影群は、痛みの持続期間（**図表19**）、活動障害、健康状態の成績が悪く、受診回数も多かったことが判明しています。[75]

これは放射線被曝による影響ではなく、エックス線写真を見せられた患者は、自分自身を重病だと思い込み、不安や恐怖心が高まったせいだと多くの研究者は考えています。

たとえエックス線撮影によって得られた所見が正常な老化現象であっても、その事実を知らない患者は不安や恐怖心を抱いてしまいます。

この心理社会的因子が腰痛の回復を遅らせ、慢性化を助長し、医療費を増やしている可能性があるのです。

■■■ CTスキャンもMRIも治療成績向上に結びつかない

CTスキャンやMRIでもまったく同じことがいえます。アメリカの腰痛診療ガイドラインには、CTスキャンやMRIなどの画像検査で見つかる椎間板変性、椎間板膨隆、椎間板ヘルニアもやはり正常な老化過程の一部であり、腰痛や坐骨神経痛の原因としては見当ちがいかもしれないとあります。そしてエックス線撮影と同じく、「臨床検査で危険信号が認められない限り、発症から一カ月以内の急性腰痛患者に対する検査としては薦められない」と勧告しています[117]。

事実、CTスキャンやMRIの登場によって、医療費が高騰したという証拠はあっても、腰痛疾患の治療成績が向上したという証拠はひとつもありません。

カナダのブースとランダーは、腰痛疾患に対する画像検査をテーマにした医学論文のうち、六七二件を選び出して厳密に検討しています。それによると、ほとんどの論文が腰椎をいかに正確に映し出すかという技術的な問題に焦点を当てていて、診断価値に関する研究はきわめて少ないと指摘したうえで、**画像所見と腰痛との間に関連があるという証拠はない**と述べています[13]。

イギリスのサベージらの研究チームは、五つの異なる職種（自動車工場従業員、救急隊員、事務職員、病院清掃員、ビール工場従業員）の一四九名を対象に、一年間にわたってMRIで腰部を繰り返し撮影し、画像所見と腰痛との関連を調べています。その結果、次のことが明らかになっています[101]。

❶椎間板変性は、二〇～三〇歳で二七パーセント、三一～五八歳で五二パーセントが持っていたが、椎間板変性と腰痛との関連はない

❷全体の四五パーセントに何らかの異常所見（椎間板変性、椎間板膨隆、椎間板ヘルニアなど）が検出されたが、職種による差は認められない

❸腰痛経験者の四七パーセントはMRI所見に異常はなく、腰痛未経験者の三二パーセントに異常所見が見られる

❹一年間の追跡期間中に一三名が腰痛を発症したが、MRIの画像所見に変化は見られない

この研究を見てもわかるように、画像検査からは、腰痛疾患の治療成績に結びつくような有益な情報は得られないのです。

■■■合併症のリスクが高いミエログラフィーとディスコグラフィー

さて、ミエログラフィー（脊髄造影法）とは、腰椎穿刺《せんし》でくも膜下腔に造影剤を注入し、エックス線、CTスキャン、MRIなどで造影剤の通過状況を観察し、狭窄、閉塞、欠損像などから脊髄腔内外の病変の有無を調べる検査法です。

アメリカの腰痛診療ガイドラインでは、「ミエログラフィーは侵襲的で合併症のリスクが高いため、手術前の検査という特別な状況以外では薦められない」と勧告しています。(117)

アメリカのジャクソンらの研究チームは、一二四名の椎間板ヘルニア患者を対象に、五種類の検査法（CTスキャン、ミエログラフィー、ディスコグラフィー、ミエロCT、ディスコCT）の診断精度を調査しています。それによると、腰部椎間板ヘルニアの診断にはディスコCTがもっとも精度が高く、ミエロCT、CTスキャン、ミエログラフィー、ディスコグラフィーの順に精度が下がっていくと報告しています(67)。

その後、ジャクソンらは別の研究で、五九名の椎間板ヘルニア患者を対象に、CTスキャン、ミエログラフィー、ミエロCT、MRIの診断精度を調査しています。その結果、MRIがもっとも優れていたことから、他の画像検査よりも、非侵襲的で放射線被曝の危険もないMRIをすすめています(68)。

また、アメリカのブレスラウらの研究チームは、ミエロMRIに関する医学論文の中から七二八件を選び出し、さらに一〇八件に絞り込んでそれらを厳密に検討しています。それによると、研究の質の高さによってA〜Dランクに格付けした結果、Dランクは一〇一件、Cランクは六件、Bランクは一件と、Aランクに相当する研究は一件もなかったといいます。この結果を受けてブレスラウらは、ミエロMRIの診断価値を支持する根拠は存在しないと結論づけています(15)。

ディスコグラフィー（椎間板造影法）とは、水溶性の造影剤を椎間板内の髄核《ずいかく》に直接注入し、椎間板の損傷範囲をエックス線撮影やCTスキャンで評価する検査法です。

アメリカのウォルシュらの研究チームは、七名の腰痛患者と一〇名の健常者を対象に、腰部ディスコCTを実施し、両群の内容を知らない二名の整形外科医と三名の放射線科医に読影させ

ています。その結果、健常者群の五〇パーセントに異常所見が発見されています。(123)

また、アメリカのホルトは、腰痛を経験したことがなくエックス線撮影でも異常がない、刑務所収容者のボランティア五〇名を対象に、腰部ディスコグラフィーを実施した結果、全例に異常所見が見つかったと報告しています。(64)

アメリカの腰痛診療ガイドラインでは、「ディコグラフィーは侵襲的で重大な合併症を招く危険があるばかりか解釈もあいまいであり、腰痛患者に対する検査法としては薦められない」と勧告しています。(117)

サーモグラフィー（赤外線熱画像装置）とは、皮膚表面のわずかな温度差を検出し、その温度分布を色分けして画像表示する方法です。しかし、やはり治療成績に結びつくような有益な情報は得られません。

アメリカのチェイフェッツらの研究チームは、腰下肢痛を経験したことのない健常者一五名と腰下肢痛患者一九名を対象に、サーモグラフィーで腰部を撮影し、両群の内容を知らない二名の放射線科医に評価させています。その結果、健常者群の四〇パーセントに異常所見が見つかったといいます。(22)

また、アメリカのハーパーらの研究チームも、腰下肢痛を経験したことのない健常者三七名と坐骨神経痛患者五五名を対象に、サーモグラフィーで腰部を撮影し、両群の内容を知らない五名の放射線科医に評価させています。その結果、健常者群の五六～八一パーセントに異常所見が確認されています。(58)

アメリカの腰痛診療ガイドラインでは、「腰痛の診断にサーモグラフィーは有効でない」としています。(117)

信頼性に欠ける画像検査

ところで、検査法としての信頼を勝ち取るためには、「感度（sensitivity）」と「特異度（specificity）」が高くなくてはなりません。

感度とは、ある疾患を持っている人が検査で陽性になる確率で、特異度とは、ある疾患を持っていない人が検査で陰性になる確率です。すなわち、前者は病気を発見する能力で、後者は健康な人を病気だと誤診しない能力ということになります。

したがって、感度と特異度が高ければ高いほど理想的な検査法といえますが、これまで見てきた画像検査は、感度は高くても特異度が低いために信頼性の乏しい検査法なのです。

おそらく近い将来、有益な情報が得られないうえに、合併症のリスクが高く、費用のかかる検査法の一部（たとえばミエログラフィーやディスコグラフィー）は、医学界から姿を消すことになるでしょう。

では、腰痛疾患に対する信頼できる検査法はないのか、という問題が浮上してきます。あります。しかも非侵襲的（安全）でテクノロジーに頼らない（費用がかからない）、少なくとも画像検査より信頼できる検査法があるのです。それをこれから見ていくことにしましょう。

体験記

手術前、偶然見つけた本に救われた

T・N（三五歳・男性）福祉関係

発症した期日は定かではないのですが、なんとなく痛くなったのが、二〇〇二年の一〇月下旬頃で、なぜ痛みが出てきたのかは、その当時わかりませんでした。

今は痛みがほとんどなく、冷静に考えると、職場で自分の希望の部署ではないところで働いていることと、人間関係の悩みがあり身体のどこかに痛みが発生すれば仕事を休めると思っていたことがわかりました。

痛みの症状としては、左下肢の痛みとしびれと腰痛で、日がたつにつれて痛みが増し、一番ひどいときには五分と座ることができない状態でした。どうして椅子や床に座ることができなくなったか、それも今考えると職場の詰め所に居ることが苦痛でなりませんでした。一分一秒でもその場所にとどまっていたくないと思う気持ちがあったからだと思います。

どうしても痛みがひかないので、翌年の一月の終わりころから休職することにしました（期間は八カ月）。

その後、いくつかの病院を回った結果、腰椎椎間板ヘルニアと脊柱管狭窄症《せきちゅうかんきょうさくしょう》との診断でした。手術を決意していたところ、偶然にも長谷川先生の本を書店で見つけ、立ち読みをしていたのですが、読むにつれて、今まで読んだ腰痛関係の本では味わったことのない興奮を覚えました。これはまるで自分のことが書いてあると思い、自然と足がレジに向かっていきました。

家に帰って読んでみて気持ちが軽くなったのを覚えています。今まで気を張りつめ、背筋を伸ばして座っていましたが、少し気が楽になったのか少し背を丸めて座るようになりました。するとあまり痛みに変化がなく、書かれていることにまちがいはないと思いました。

今では、仕事にも復帰し、ほぼ発症前と変わらない生活ができるようになりました。TMS理論に出会えて本当によかったと思います。あのままTMS理論を知らずに、痛みで頭が変になりそうだったからと手術を受けていたら、怖くて重いものを持てなかったと思います。本当にありがとうございました。

最新の診断技術よりも、
問診や触診などの先人たちが
築き上げてきた手法のほうが
優れています。

危険信号を見逃すな!

エキスパートとは、
その専門分野で犯し得る
最悪の過ちについて心得ており、
その過ちを回避する方法を
知っている人物である。
——ヴェルナー・ハイゼンベルク(ドイツの物理学者)

患者の不安をあおるだけの難解な診断名

腰痛疾患の診断でもっとも重要なことは、恐ろしげな診断名で患者の不安や恐怖心をあおるのではなく、危険信号を見逃さないことです。重大疾患の存在を示す危険信号は、断じて見逃してはなりません。

現在、腰痛疾患につけられる診断名(病名)はたくさんあります。でも、本来の診断の目的は、生命を脅かすような危険な疾患を確実に除外すること、そして患者の不安を軽減させることにあります。ですから、何やらむずかしい病名をつけて患者を怖がらせる行為は、とても望ましい診断とはいえません。

そもそも、従来の診断名にいったいどんな意味があるのかは疑問です。アメリカの腰痛診療ガイドラインでは、根拠のない無意味な診断名として**図表20**(八一ページ)で示す病名をあげていますが、(1-17)この他の診断名にしても、はたして本当に腰痛や坐骨神経痛の原因なのかどうかはまだ明確になっていません。

腰痛診断における鉄則

そこで登場したのが診断用分類です。従来の診断名は信頼できないばかりか、それが治療者と患者を混乱させているために、腰痛疾患は次の三つに分類したほうがより実用的だという判断か

ら導かれたものです。(97・117)

❶非特異的腰痛
❷神経根症状
❸危険信号

まず「非特異的腰痛」というのは、腰椎部、仙骨部、臀部、大腿部の痛みを訴える場合です。「神経根症状」というのは、腰痛よりも下肢痛(片側)のほうが強く、膝から下あるいはつま先まで痛みが放散したり、しびれや知覚異常、筋力低下を伴う場合です。「危険信号」というのは、生命を脅かすような危険な疾患や緊急に手術を要する疾患など、重大疾患が疑われる場合です。その代表的なものに、悪性腫瘍、脊椎感染症、圧迫骨折、強直性脊椎炎、馬尾《ばび》症候群などがあります。

腰痛疾患の診断にあたっては、この「危険信号」を最優先でチェックしなければいけませんし、絶対に見逃してはなりません。これは腰痛診療における鉄則です。

アメリカの腰痛診療ガイドラインが「エックス線撮影やCTスキャン、MRIは、危険信号がない限り、腰痛発症後一カ月以内に薦められない」という勧告を出していたのを思い出してください。ということは、高度なテクノロジーを駆使することなく「危険信号」を検出できるということになります。

図表20 ■ 根拠のない無意味な診断名
（AHCPR：Acute Low Back Problems in Adults, 1994より）

•線維輪裂傷	•成人の脊椎分離症	•筋膜炎
•線維筋痛症	•椎間板症候群	•挫傷
•脊椎炎	•腰椎椎間板症	•捻挫
•変形性関節症	•椎間関節症候群	•変形性脊椎炎
•椎間板傷害・裂傷	•脱臼	•サブラクセーション

その方法は何かというと、病歴聴取です。意外に思われるかもしれませんが、**簡単な問診によって危険信号を検出することができる**のです。それをまとめたのが**図表21**（八三ページ）です。とても重要な図表なのでよくご覧になっていただきたいと思います。

感度と特異度も示されていますが、もう一度ここで復習すると、感度とは病気を発見できる能力で、特異度とは健康な人を病気だと誤診しない能力のことです。

悪性腫瘍が原因の腰痛は、全体の一パーセント以下にすぎませんが、その八〇パーセントは五〇歳以上です。つまり、五〇歳以上の腰痛患者は、画像検査を受けるべきだということです。その他の特有な所見としては、悪性腫瘍の病歴を持つ、原因不明の体重減少、一カ月の治療で回復しない、安静にしても痛みが軽減しないなどがあります。

ことに乳がん、肺がん、前立腺がんは脊椎転移を起こしやすいので、こうした病気にかかったことのある人が腰痛を発症した場合は、エックス線撮影、ＣＴスキャン、MRI、骨シンチグラフィーなどで徹底的に調べるべきです。なかでも膵臓がんは発見が遅れることが多いので、十分注意しなければなりません。

まれな疾患ではあるものの、最近、整形外科で見逃されるケースが増えてきている多発性骨髄腫についても触れておきます。これは高齢者に見られる骨髄のがんです。主な症状は、痛みの場所が移動する腰痛、背部痛、肋骨痛で、安静にするとやわらぎ、身体を動かすと強くなる傾向があります。その他には、貧血（倦怠感、めまい、動悸、頭痛）、発熱、出血（内出血、鼻血、歯肉出血）、食欲不振、体重減少、むくみなどがあります。

エックス線撮影では、パンチアウト像（抜き打ち像）という骨の破壊が見られますが、整形外科で見落とされる理由は、この画像所見を骨粗鬆症《こつそしょうしょう》と判断してしまうからです。ですから、いつまでも治らない腰痛を抱えている高齢者は、画像検査だけでなく血液検査（赤沈値の亢進、貧血など）も必要になってきます。

脊椎感染症は、尿路感染症、尿道カテーテルの留置、皮膚感染症、非合法薬物の静脈内注射、糖尿病によって起こる可能性があります。この際、必ずしも発熱を伴わないので、注意しなくてはなりません。

圧迫骨折は、骨粗鬆症に伴って起こることが多いものです。これといった外傷歴がなくても、気づかないうちに骨折していることがあるので、七〇歳以上の女性は画像検査で確認するべきでしょう（もっとも、骨粗鬆症による圧迫骨折が痛みを起こすとは限りません）。また、長期間にわたってステロイド剤（副腎皮質ホルモン製剤）を服用している人も、腰痛が起きた場合はエックス線撮影な

図表21 ■ 病歴聴取で危険な疾患を見つける
（Deyo RA, et al.:JAMA, 1992より改変）

出典	重篤な疾患	危険信号	感度	特異度
Deyo RA & Diehi AK 1988	悪性腫瘍	年齢≧ 50	0.77	0.71
		がん病歴	0.31	0.98
		原因不明の体重減少	0.15	0.94
		1 カ月の治療で回復しない	0.31	0.90
		安静にしても痛みが軽減しない	> 0.90	0.46
		痛みの持続期間 >1 カ月	0.50	0.81
		年齢≧ 50・がん病歴・原因不明の体重減少・従来の治療で回復しない	1.00	0.60
Waldvogel FA & Vasey H 1980	脊椎感染症	尿路感染症、尿道カテーテルの留置、皮膚感染症、非合法薬物の静脈内注射	0.40	―
		脊椎叩打痛	0.86	0.60
未発表のデータ	圧迫骨折	年齢≧ 50	0.84	0.61
		年齢≧ 70	0.22	0.96
		外傷歴	0.30	0.85
		ステロイド剤使用	0.06	0.995
Gran JT 1985	強直性脊椎炎	5 項目のうち 4 項目以上該当	0.23	0.82
		発症年齢≦ 40	1.00	0.07
		仰向けに寝て痛みが軽減しない	0.80	0.49
		朝方の腰のこわばり	0.64	0.59
		痛みの持続期間≧ 3 カ月	0.71	0.54
Deyo RA et al 1992	馬尾症候群	膀胱障害	0.90	0.95
		坐骨神経痛	> 0.80	―
		SLR 陽性	> 0.80	―
		サドル麻痺	0.75	―

どで圧迫骨折の有無を確認すべきです。

強直性脊椎炎は、進行すると脊柱全体が癒合してしまい、どの方向にも動かせなくなる男性に多い膠原病の一種です。次のスクリーニング項目のうち、四項目以上あてはまるようなら、強直性脊椎炎の疑いがあるので、エックス線撮影と血液検査（赤沈値の亢進、CRP陽性）で調べる必要があります。

❶腰痛発症が四〇歳以下である
❷発症の仕方がゆっくりである
❸少なくとも三カ月以上痛みが持続している
❹朝方に腰のこわばりがある
❺運動により症状の軽減がある

馬尾症候群とは、痛みではなく主に麻痺が中心の症候群です。もっとも特徴的な症状は膀胱障害（尿閉、残尿、尿失禁など）で、この膀胱障害がなければ、九九・九九パーセント否定できます。また、サドル麻痺という知覚障害が出現し、臀部、大腿部後面、会陰部の感覚がなくなります。女性の場合は外陰部のほてりや灼熱感、男性の場合は陰茎の勃起があらわれることがあります。六〇〜八〇パーセントに肛門括約筋の弛緩が見られ、便失禁を伴うこともあります。これらの症状があらわれた場合は、ただちに手術が必要になりますが、幸いなことに全体の〇・〇四パーセントにしか起こらないまれなケースです。

また、内臓疾患や感染症に関連して起こる腰痛もあります。解離性大動脈瘤破裂、胆石症、急性膵炎、腎・尿管結石、腎盂炎、急性腎炎、子宮外妊娠、骨盤腹膜炎、子宮内膜症、膠原病、インフルエンザ、脊椎カリエスなどです。

これらの疾患の有無を確認するには、現代医学による検査がどうしても必要になります。したがって、腰痛が起きたときに最初に診てもらうべきは、代替医療ではなくて現代医学の医師なのです。

とても大切なことなので繰り返しますが、くれぐれも**危険信号を見逃さない**ように注意してください。危険信号さえなければ、非特異的腰痛や神経根症状は遅かれ早かれ回復するものです。

体験記

絶望は禁物。腰痛は必ず治る!

M・H（二八歳・男性）自営業

高校三年生のときに柔道の練習中、背負い投げをした瞬間に「バキッ」という音とともに腰に激痛が走りました。練習を途中で切り上げて帰りました。そのまま病院には行かずにほうっておいたのですが、しばらくしたら足がしびれだしました。

大学に入ってからは、授業に集中できないほど痛み始めました。電車の中でも痛みで立っていられないほどにひどくなってしまいました。

大学在学中にも、ふつうの学生のような生活が送りたくてアルバイトもしましたが、立ち仕事をすると頭が朦朧《もうろう》とするほど足がしびれ、二〜三時間のバイトが終わるころには足を引きずってしまうほどひどい状態に悪化してしまいました。

大学三年のとき、就職活動も満足にできないので、ある有名なペインクリニックに行って「硬膜外ブロック」を受けました。それでも改善しなかったので「神経根ブロック」を受けることになりました。かなりの激痛に耐えましたが、結局、それも無駄に終わりました。

就職してからはもっと痛みがひどくなり、仕事に集中できないほどでした。そこで気功の治療院にも行ったのですが、それでもなかなか改善しませんでした。そんなときにインターネットでＴＭＳ理論というものを発見し、そこで知った長谷川先生の本をすぐに購入して読みふけりました。

そして読書療法、毎日の注意、アファーメイションなどを続けてだんだんよくなっていきましたが、根本解決まではいきませんでした。どうしても途中で続かなくなってしまうのです。そのときに「ＴＭＳジャパン・メソッド」を受講し、自分には〝無意識の抵抗〟があるのではないかと気づきました。

それを契機に、思いきって長谷川先生のメールカウンセリングを受けることにしました。認知療法などで、自分の思い込みや考えなどを冷静かつ客観的に分析する力を養いながら、アファーメイションなども継続しました。だんだんと腰の痛みが軽くなっていき、姿勢もよくなってきました。

そのまま治療プログラムを続けていき、今は疲れると少しのしびれは出ますが、以前と比べると見ちがえるように改善されています。

腰痛になりたてで、お医者さんや周囲の人から「腰痛は治らない」「悪くなることはあっても良くなることはないんだよ」などといわれていた頃は絶望的な気持ちになりましたが、サーノ博士、長谷川先生、一緒に「TMSジャパン・メソッド」に参加したみなさまたちのおかげで、絶望から解放されることができました。本当に感謝の気持ちでいっぱいです。ありがとうございます。

この体験記が、現在、腰痛で悩んでいる人たちの勇気づけになれば幸いです。あきらめないで継続してみてください。腰痛は必ず治ります。

第2章

痛みを解消できない今の治療法

- プラシーボ効果と自然治癒をしっかり区別しよう
- 「安静第一」は時代遅れ
- ステロイドもモルヒネも腰痛には無力
- 牽引には効果がない
- コルセットをつけても腰痛は予防できない
- ギックリ腰には効かない腰痛体操
- 受け身的治療法はまったく効果なし
- 背骨のズレで腰痛は起きない
- 侵襲的なブロック注射はすすめられない
- 椎間板ヘルニア手術の長期成績には疑問
- 脊椎を強く固定するほど治療成績は落ちる
- 時間とともに成績が低下する脊柱管狭窄症手術

プラシーボ効果と自然治癒を
しっかり区別しなければ、
治療成績は語れません。

人はなぜ治るのか

あなたの信仰の対象が本当であろうと、
まちがいであろうと、
それに関係なく同じ効果があるでしょう。
信仰はそれが迷信でも奇跡を生むことがあります。
本当のことを信じようと
まちがったことを信じようと、
信仰はいつも同じ効果を生むのです。
——フィリップス・パラケルスス
（スイスの医師・錬金術師）

治療成績を鵜呑みにしない

これから腰痛疾患に対する従来の治療法について検証していきます。でもその前に、プラシーボ（偽薬《ぎやく》）効果について触れておかなければなりません。なぜなら、医学の歴史はプラシーボの歴史といわれるほど、医療現場におけるその影響力には、絶大なものがあるからです。

プラシーボとは、乳糖や砂糖錠、澱粉、生理食塩水などの効き目のない偽薬（ニセ薬）、またはシャムトリートメント（見せかけの治療）のことを指します。こうした効果のあるはずのないプラシーボによって症状が改善する現象を、「プラシーボ反応」もしくは「プラシーボ効果」と呼びます。

保存療法であれ外科手術であれ、すべての医療行為の結果には常にプラシーボ効果が含まれています。ですから、たとえある方法がいくら優れているように見えても、対照群の置かれた比較試験が行なわれるまでは、どんな治療成績も鵜呑みにすることはできません。

さもなければ、わたしたちはとんでもない過ちを犯すことになります。何ひとつ効果のない治療に無駄な時間とお金を費やすだけでなく、副作用や合併症のリスクまで背負い込んでしまう可能性があるのです。事実、医学は過去に何度もこうした過ちを繰り返してきました。

たとえば、一九五〇年代に流行した狭心症に対する手術法に、内胸動脈結紮術《ないきょうどうみゃくけっさくじゅつ》という胸の内側を縦に走っている二本の動脈を糸で結ぶ術式がありました。当時、きわめて優れた治療法として脚光を浴びていたものです。

アメリカのコブらの研究チームは、一七名の狭心症患者を対象に、内胸動脈結紮術群とシャムトリートメント（内胸動脈は露出させるが結紮しない）群に分け、患者にも解析担当者にも治療内容を知らせずに両群の成績を比較しています。その結果、術後六カ月目には手術群の六三パーセント、シャムトリートメント群の五六パーセントが改善し、ニトログリセリンの使用量も、手術群では三四パーセント、シャムトリートメント群では四二パーセント減少したと報告しています。[23]

また、アメリカのディモンドらの研究チームも、一八名の狭心症患者を対象に、内胸動脈結紮術群とシャムトリートメント群に無作為に割り付け、患者にも解析担当者にも治療内容を知らせずに両群の成績を比較しています。その結果、両群とも全員に改善が認められ、一年後でも手術群の六九パーセント、シャムトリートメント群の全員が良好な状態を維持していたといいます。[34]

こうして内胸動脈結紮術の成績はプラシーボ効果にすぎないことが証明され、現在ではまったく行なわれなくなりました。このように、最初は効果があると考えられていたものの、その後の比較試験によってプラシーボを超えられないことが証明され、姿を消していった治療法は無数にあるのです。

■■■ 一考を要する腰痛患者への手術

イギリスのロバーツらの研究チームは、当初は有効とされていたにもかかわらず、後の比較試験によって無効と判断された治療法に関する一九件の論文を検討した結果（**図表22**）、**かつて医学**

図表22 ■ プラシーボ効果の威力

出典	条件	治療法	有効率	備考
Beecher 1955	術後痛、咳、薬物で誘発された気分の変化、狭心症、頭痛、船酔い、不安と緊張、感冒	プラシーボ投与	35%（15〜58%）	プラシーボに関する論文15件
Cobb LA, et al. 1959	狭心症	両側内胸動脈結紮術 シャムトリートメント	63% 56%	すでに放棄された治療法
Dimond EG, et al. 1960	狭心症	両側内胸動脈結紮術 シャムトリートメント	100% 100%	すでに放棄された治療法
Spangfort EV, al. 1972	腰下肢痛	試験切開	37〜43%	病変が見つからず手術を中断
Goodman P, et al. 1976	顎関節症	シャムトリートメント	64%	咬合異常のニセ治療
Turner JA, et al. 1992	腰下肢痛	脊椎固定術	68%（15〜95%）	脊椎固定術に関する論文47件
Turner JA, et al. 1992	脊柱管狭窄症	減圧椎弓切除術	64%（26〜100%）	減圧椎弓切除術に関する論文74件
Roberts AH, et al. 1993	気管支喘息	歯肉切除術	50〜85%	すでに放棄された治療法
	単純ヘルペス	レバミゾール 光化学的不活性化療法 有機溶剤の外用薬	70〜100% 85〜100% 50〜100%	
	十二指腸潰瘍	胃の凍結療法	65〜100%	

界が放棄した治療法の平均有効率は、七〇パーセントであることを明らかにしています。[95]

アメリカのターナーらの研究チームは、椎間板ヘルニアに対する脊椎固定術をテーマとした医学論文のうち、四七件を選び出して厳密に検討したところ、脊椎固定術によって優または良と評価できた割合は、平均して六八パーセントだったと報告しています。[114]

さらにターナーらは別の研究で、脊柱管狭窄症《せきちゅうかんきょうさくしょう》に対する減圧椎弓切除術《げんあついきゅうせつじょじゅつ》をテーマとした医学論文のうち、七四件を選び出して厳密に検討したところ、減圧椎弓切除術によって優または良と評価できた割合は、平均して六四パーセントという結果が得られています。[115]

脊椎固定術が六八パーセント、減圧椎弓切除術が六四パーセントの有効率を示したからといって喜んではいられません。これらの数字はロバーツらが指摘した七〇パーセントという、すでに医学界が放棄した治療法の平均有効率に限りなく近いことに注目すべきです。

事実、このふたつの研究で検討した論文の大部分は、対照群の置かれた比較試験ではありませんでした。したがって、腰痛疾患に対して行なわれている今日の手術法は、きわめて疑わしい治療といわざるを得ないのです。

■プラシーボ効果と変わらない治療成績

参考までに、アメリカスポーツ医学会賞を受賞した、二重盲検法（二五ページ参照）を用いた質の高い臨床試験を紹介しておきます。

図表23 ■ 最新の手術法もプラシーボを超えられない

（Moseley JB, et al.:N Engl J Med, 2002より）

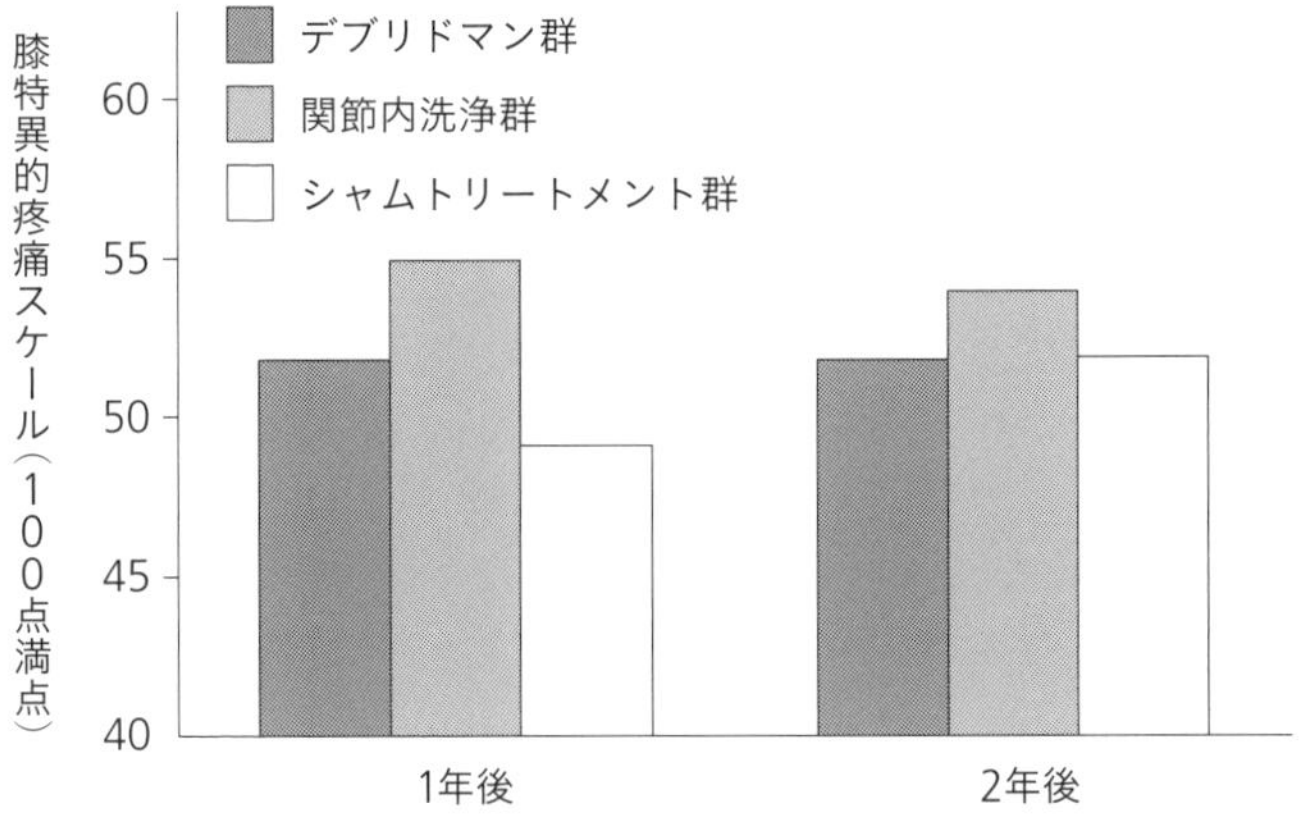

アメリカのモズレイらの研究チームは、六カ月以上の薬物療法に反応しない変形性膝関節症患者一八〇名を、関節鏡下郭清《かくせい》術（デブリドマン）群、関節鏡下洗浄術（関節内洗浄）群、皮膚切開だけで関節鏡を挿入せずに郭清術を真似た（シャムトリートメント）群に無作為に割り付け、患者にも解析担当者にも治療内容を知らせずに、三群の治療成績を二年間にわたって追跡調査しています。

膝特異的疼痛スケール（点数が高いほど痛みが強い）による三群の推移を**図表23**に示しますが、術後二週目には三群とも膝関節の痛みと機能が大幅に改善し、二年後の時点でも良好な状態が保たれていたといいます。この結果を受けてモズレイらは、関節鏡下郭清術も関節鏡下洗浄術も、その治療成績はプラシーボ効果を上回るものではなく、こうした無駄な手術にかかる医療費は他に振り向けるべきだと指摘しています[92]。

関節鏡下郭清術といえば、変形性膝関節症の救世主として華々しく登場し、今現在も盛んに行なわれている治療法です。よりによって、その治療成績がプラシーボと変わらないことが科学的に証明されてしまったのです。これは対照群が置かれた比較試験がなされないまま医療現場に導入するという、過去の過ちを繰り返してしまった例です。

■■■ 患者の症状が回復する理由に

ところで、どんな病気であろうと、一般的に患者の病状が回復する理由は次のいずれか、もしくはこれらの総和によるものです(116)。

❶自然治癒(自然経過)
❷治療による非特異的効果(プラシーボ効果)
❸治療による特異的効果(純粋な治療効果)

治療成績を評価する際、プラシーボ効果に注目するのは当然ですが、意外に見落とされているのが自然経過です。これはプラシーボ効果と同じくらい重要な問題です。というのも、ある治療法の有効性を主張したいのなら、少なくとも、何もせずに放置した場合より早く治ることを証明しなければならないからです。

デーヨとツイ・ウーは、一九七六年から一九八〇年の間に実施された全米健康栄養調査

（ＮＨＡＮＥＳ－Ⅱ）による二万七八〇一名のデータの中から、腰痛に関するアンケート調査を分析しています。その結果、急に腰痛が発症したとしても、痛みが二週間以上続くのはわずか一三・八パーセントにすぎないことが判明しています[27]。

つまり、**急性腰痛患者の一〇人中八人以上**（**八六・二パーセント**）**は、二週間以内に自然治癒する**ということです。となれば、ある治療法が有効だと判断するには、二週間以内に八六パーセント以上の患者を治せなければなりません。もしこの自然治癒率を超えられなければ、その治療法は何もしないのと同じで価値がないだけでなく、自然治癒を妨害している可能性すらあるということになります。

どんな治療法であれ、その有効性を科学的に証明するには、プラシーボ効果と自然経過の影響をできる限り排除し、純粋なかたちで治療成績を引き出さなければなりません。そのためには、可能な限りエビデンスレベルの高い研究を行なう努力が必要なのです。

以上のことをふまえ、腰痛疾患に対する従来の治療法について検証していきます。

体験記

腰痛の原因は自分の心の中にあった

I・K（三七歳・女性）鍼灸師

「椎間板ヘルニアと診断されたら、必ず治るということです。安心してください」

自信を持って患者さんに説明しているわたしがいる。「もう一生治らないんだ」と絶望していたあの頃とはまったくちがう。

わたしが椎間板ヘルニアと診断されたのは、二四歳のとき。会社員だったわたしは、ヘルニアに対する知識などほとんどなく、ふつうの腰痛とはちがう重い病気、激しい痛み、手術、そういうイメージが頭の中を駆けめぐり、その後は、いつも腰や下肢のことが気になるようになって、痛みはだんだん強くなっていった。

鎮痛薬から始まって、理学療法に牽引《けんいん》、鍼、整体、カイロプラクティック、ブロック注射、持続硬膜外ブロック、そして最後にはレーザー手術。三度の入院、かなりのお金、二年近い時間を使ったが、結局、何をやっても治らなかった。

「わたしはそもそもなぜこんな目にあうのだろう？」

退院後は家で寝ているだけで時間がたっぷりあったので、いやおうなしに自分と向き合うことになる。これは単なる腰の問題ではない、もっと深い部分、原因は自分の中にある。それに気がついたときに痛みはすべて消えた。

しかし、「わたしの腰は弱い、悪い」というイメージはその後も消えなかった。いつ再発するかわからない、そのときのためにも医学知識がほしいと鍼灸師になった。

その後、TMS理論に出会い、ほとんどの椎間板ヘルニアは無害であることを知る。正しい知識を得ることで、不安がなくなり、痛みもなくなる。

「旅行に行けた」「サーフィンができるようになった」「登山に行った」——TMS理論を治療に取り入れることで、多くの患者さんからうれしいご報告を続々といただく。

不安、絶望、今思い出しても辛い二年間。しかしあの経験があったからこそ、患者さんの気持ちがよくわかる。自分の経験を役立て、これからもひとりでも多くの人の力になりたい。

「腰痛には安静第一」という
時代遅れの考え方にしがみついているのは
日本人だけです。

ベッドでの安静は危険

安全とは思い込みにすぎない場合が多い。
危険を避けるのも、
危険に身をさらすのと同じぐらい危険なのだ。
——ヘレン・ケラー（アメリカの社会福祉事業家）

安静臥床は回復を遅らせる

腰が痛いからといってベッドで安静に寝ているのは、今日を限りにやめてください。なぜなら、安静には効果がないどころか、かえって有害であることが科学的に証明されているからです。

急に腰痛や坐骨神経痛に襲われた場合、多くの医療関係者は安静臥床《あんせいがしょう》（安静に寝ていること）を指示します。その理由は、横になっていれば少なくとも一時的には痛みがやわらぐことと、腰の椎間板にかかる圧力を減少させられるからだといいます。

この信念があまりにも広く浸透しているためか、医学書を含むどの本にもインターネットのどのウェブサイトにも、「腰痛には安静第一」がごく当たり前のように並んでいます。しかし、最新の医学研究は、安静臥床を完全に否定しているのです。

アメリカのデーヨらの研究チームは、坐骨神経痛のない急性腰痛患者二〇三名を、二日間の安静臥床群と七日間の安静臥床群に無作為に割り付け、その後の経過を追跡調査しています。この結果、三週間後の腰痛による欠勤日数は、七日間の安静臥床群より、二日間の安静臥床群のほうが四五パーセント少なかったと報告しています(32)（**図表24**＝一〇三ページ）。

フィンランドのマルミヴァーラらの研究チームは、同じく急性腰痛患者一八六名を、二日間の安静臥床群、腰の可動域を広げる運動療法群、耐えられる範囲内で日常生活を続ける群の三つに無作為に割り付け、その後の経過を追跡調査しています。この結果、三週間後と一二週間後のどの時点においても、もっとも早く回復したのは日常生活群で、もっとも回復が遅かったのは安静臥床群だったと報告しています。[86] **図表25**には患者の言葉で表現するVRS（verbal rating score）による痛みの推移、**図表26**には欠勤日数が示してあります。

オランダのヴルーメンらの研究チームは、坐骨神経痛患者一八三名を、二週間の安静臥床群と日常生活を続ける群に無作為に割り付け、二週間後、三週間後、一二週間後に、治療内容を知らない医師が患者を評価しています。その結果、一二週間後には両群とも八七パーセントが改善していた他、あらゆる面において両群間には差が認められず、安静臥床が有効だという証拠は見つかっていません。[120]

イギリスのワデルらの研究チームは、急性腰痛患者に対する安静臥床、もしくは日常生活を続けるアドバイスをテーマにした医学論文のうち、ランダム化比較試験を一八件選び出し、それらを厳密に検討しています。その結果、安静臥床は効果がないばかりか、かえって回復を遅らせることが明らかとなった一方で、**耐えられる範囲内で日常生活を続けると、職場復帰がより早くなるだけでなく、慢性化を防ぐことができ、再発率をも低下させられる**と報告しています。[121]

■■■ 合併症を誘発する安静臥床

安静臥床の危険性を示す興味深い研究があります。オーストラリアのアレンらの研究チームは、安静臥床をテーマにした医学論文のうち、ランダム化比較試験を三九件選び出し、それらを厳密に検討した結果、次のような事実が明らかになったといいます。[1]

図表24 ■ 安静臥床は欠勤日数を増やす(Deyo RA, et al.:N Engl J Med, 1986より)

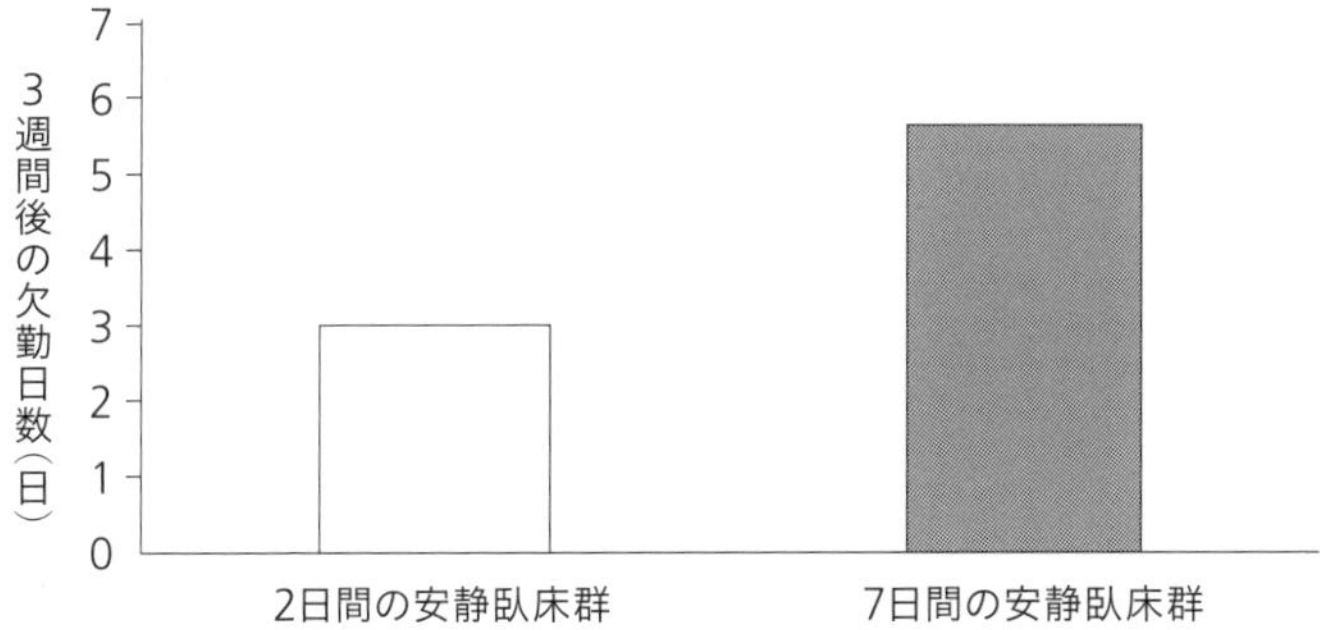

図表25 ■ 日常生活を続けるほうが効果的(Malmivaara A, et al.:N Engl J Med, 1995より)

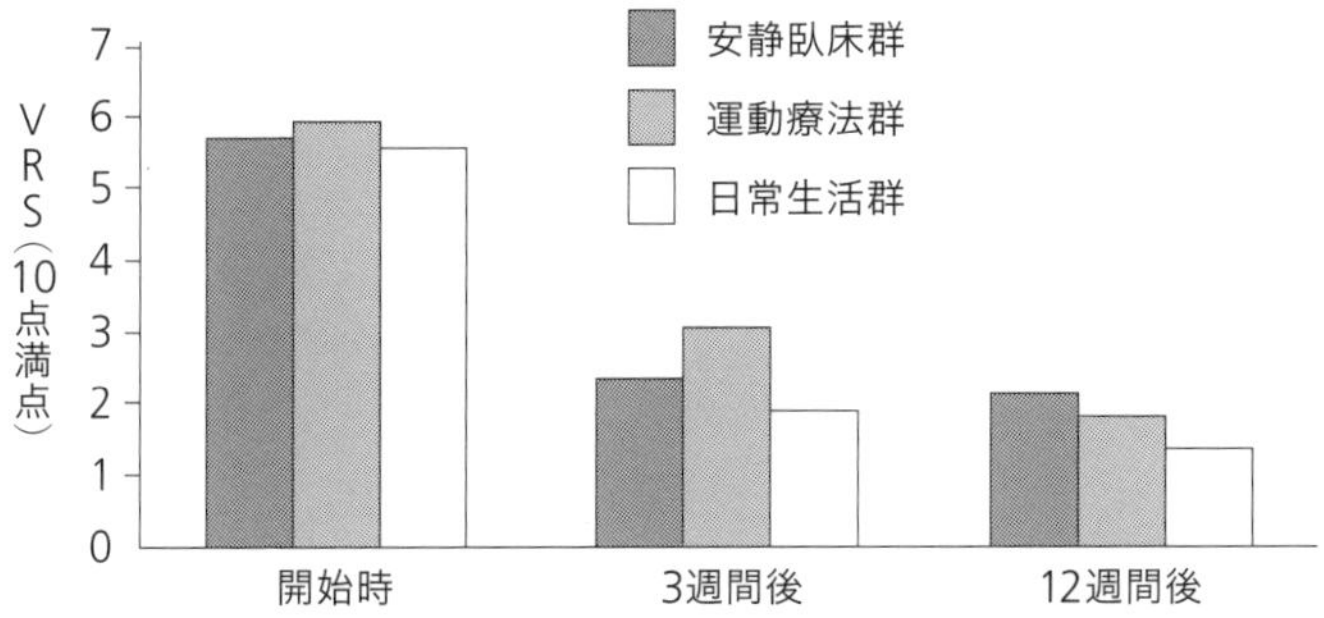

図表26 ■ 安静にすると職場復帰が遅れる(Malmivaara A, et al.:N Engl J Med, 1995より)

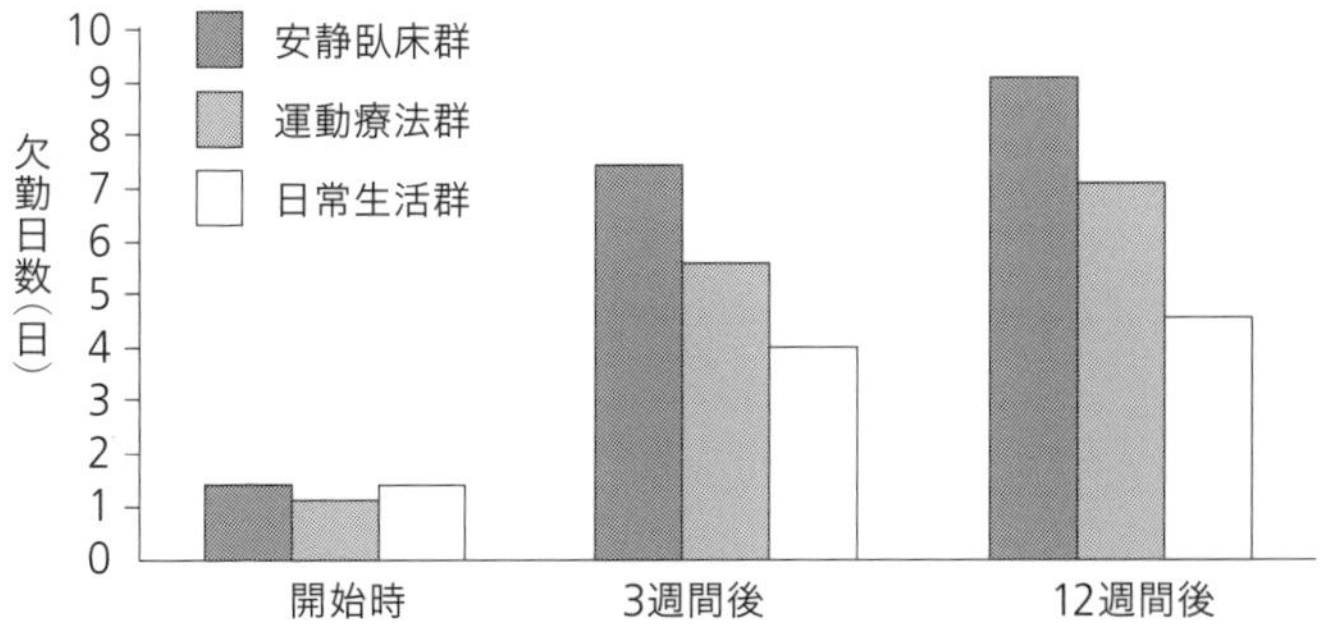

❶安静臥床によって改善が見られた研究はひとつもない
❷腰椎穿刺《せんし》、脊椎麻酔、神経根造影、心臓カテーテルといった医学的処置に安静臥床を処方するとより悪化する
❸急性腰痛、分娩、妊娠中の蛋白尿を伴う高血圧、心筋梗塞、急性感染性肝炎に安静臥床を処方するとより悪化する

このように、腰痛にしても坐骨神経痛にしても、安静に寝ているという方法は、痛みに耐えられる範囲内で日常生活を続けるよりも効果がありません。また、長期間にわたる安静臥床は身体を衰弱させ、腰痛を慢性化させ、機能回復に支障をきたすだけでなく、欠勤日数が長くなればなるほど職場復帰の可能性が低くなることが明らかになっています[97]。

さらに、長期間におよぶ安静臥床においては、筋萎縮、心肺機能低下、高カルシウム血症、廃用性骨萎縮（急性骨粗鬆症《こつそしょうしょう》）、血栓塞栓症（エコノミークラス症候群として知られる生命に関わる疾患）など、軽視できない合併症が指摘されています[117]。

これはとても大切なことなので、よく覚えておいてください。痛くて動けないという結果的な安静は別として、治療目的のためにベッドで安静に寝ていることは、効果がないどころか逆に有害で危険な行為なのです。欧米では現在、腰痛患者に安静を指示することは固く禁じられているほどです。

体験記

医学界の常識を覆して驚異の回復

M・M（五五歳・女性）医師

二〇〇三年のある日の午後、外来患者が少し途切れておりました。その日は朝からひどい腰痛でしたが仕事を休むことはできませんから、町田の自宅から代々木のクリニックまでタクシーで出勤しました。到着しても痛みのため、なかなかタクシーから降りることさえできませんでした。

今日は外来担当だから座っていればなんとか仕事にはなるだろうと思いましたが、翌日には内視鏡検査、それも午前中に胃を二〇件ほど、午後には大腸が六件入っていました。

この痛みは第五腰椎仙椎間のヘルニアによるものであり、一五年来繰り返し経験していて、「とりあえず安静にして一週間過ごせばなんとかなる。しかし、休まずに仕事をしていれば動けなくなるほどの痛みがくるだろう」という大きな不安の中で、外来患者のいない隙を狙ってネット検索をしました。

そうすると、なんとなんと急性腰痛が起きても仕事をそのまま続けてよいとの項目が出てくるではありませんか。それを見つけただけでも、こわばっていた腰が少しやわらぐような気がしました。なぜなら、急性腰痛発症時には安静をとるというのが医学常識だったからです。

院長に無理を承知でお願いして思いきって四〜五日休んだほうが腰痛にはいいに決まっています。しかし、それだけで今回の発作が乗り切れるという保証はありません。「休んだのはいいが、やっぱり使いものにならないかもしれない」という不安が大きくのしかかってくるのでした。

インターネットで長谷川先生の本に出くわしたわたしは、その場で注文しました。

「この本を読めばひょっとしたら楽になるかもしれない」

先々のことはわからないが、とりあえずと思って到着を待ち、むさぼるように読みました。そこに書かれていることは、これまでの医学常識を覆すようなものでした。急性腰痛が発症してもそのまま仕事をしていい、重いものだって持ってもいいというのです。これほど、わたしにとって都合のよい本はなかったのです。

翌日、わたしは看護師さんたちが吃驚《きっきょう》するほどの回復を示しました。

それから一年たちますが、TMS理論を理解していくうちに、徐々に腰痛患者が縛られている数々の呪縛から解放され、今は腰のことはすっかり忘れている毎日です。

地球上でもっとも強力な
消炎剤のステロイドも、
がんの痛みをコントロールする
モルヒネも無力です。

薬はどこまで有効か

チャンスというものは多くの場合、
辛い経験に姿を変えてやってくる。
だからほとんどの人はそれと気づかない。
――アン・ランダーズ（アメリカのジャーナリスト）

■■■ 「腰痛診療ガイドライン」に見る選択薬

腰痛のために医師の診察を受けるとたいてい薬が処方されますし、市販の鎮痛剤もたくさん出回っています。しかしぼくは、薬についてコメントできる立場にないので、ここではアメリカとイギリスの腰痛診療ガイドラインに基づいてお話を進めていきます[117・97]。

非ピリン系の解熱鎮痛剤に「アセトアミノフェン」(アンヒバ、アルピニー、アスペイン、カロナール、ナパ、ピリナジン、ピレチノール)があります。医師の処方薬だけでなく、頭痛、歯痛、生理痛を抑える市販薬にも含まれている成分です。抗炎症作用はないものの、急性の痛みをやわらげる効果が証明されていて、アルコールと一緒に飲まなければ副作用もほとんどないので、腰痛疾患の第一選択薬とするよう勧告されています。

第二選択薬として勧告されているのは、「NSAID《エヌセイド》」(非ステロイド系抗炎症剤:Non-Steroidal Anti-Inflammatory Drugs)という消炎鎮痛剤のグループです(**図表27**)。やはりさまざまな市販薬にも含まれている成分で、プラシーボと差がなかったという報告はあるにせよ、その効果は数多くのランダム化比較試験で証明されています。ただし、下肢の神経症状にはあまり効果がなく、胃潰瘍を起こしやすいという点で注意が必要です(イブプロフェンとジクロフェナクは比較的安全とされる)。

これらの薬で効果が見られない場合、第三選択薬としてすすめられているのは、「アセトアミノフェンと弱オピオイド(リン酸コデイン)の混合薬」です。しかし、麻薬系鎮痛剤である弱オピオイドには、めまい、倦怠感、集中力低下、吐き気、便秘、眠気といった副作用があり、患者の

図表27 ■ 主なNSAID（非ステロイド系抗炎症剤）一覧

種類	成分名（製品名）
サリチル酸系	•アスピリン（アスピリン、ミニマックス、サリチゾン、セルボン） •アスピリン、ダイアルミネート配合（バファリン） •ジフルニサル（ドロビット） •サザピリン（サリナ） •サリチル酸ナトリウム（サルニソン、カシワドール、カンポリジン）
インドール酢酸系	•インドメタシン（インダシン、インテバン） •ジクロフェナク（ボルタレン、ボルタレンSR、ナボールSR） •トルメチンナトリウム（トレクチン） •スリンダク（クリノリル） •フェンブフェン（ナパノール） •ナプメトン（レリフェン） •プログルメタシン（ミリダシン） •インドメタシンフアルネシル（インフリー） •アセメタシン（ランツジール） •マレイン酸プログルメタシン（ミリダシン） •アンフェナクナトリウム（フェナゾックス） •モフェゾラク（ジソペイン） •エトドラク（オステラック、ハイペン）
プロピオン酸系	•ザルトプロフェン（ペオン、ソレトン） •イブプロフェン（ブルフェン、ユニプロン） •ロキソプロフェンナトリウム（ロキソニン） •ナプロキセン（ナイキサン） •フルルビプロフェン（フロベン） •フルルビプロフェンアキセチル（ロピオン、リップフェン） •ケトプロフェン（カピステン、オルヂス、メナミン、メナミンSR） •フェノプロフェンカルシウム（フェノプロン） •チアプロフェン（スルガム） •オキサプロジン（アルボ、アクチリン） •プラノプロフェン（ニフラン、プランサス） •アルミノプロフェン（ミナルフェン）
フェナム酸系	•メフェナム酸（ポンタール） •メフェナム酸アルミニウム（オバイリオン） •トルフェナム酸（クロタム） •フロクタフェニン（イダロン）
ピラゾロン系	•フェニルブタゾン（アクリジール、イノプラス） •オキシフェンブタゾン（オキシロン、タンタール）
オキシカム系	•ピロキシカム（フェルデン、バキソ） •テノキシカム（チルコチル） •アンピロキシカム（フルカム）

三五パーセントはこの副作用に耐えられないようです。

「筋弛緩剤」（ジアゼパム、バクロフェン、ダントロレン）も腰痛に使われていますが、急性腰痛を対象にしたランダム化比較試験では、プラシーボより効果的だという報告が数多くあります。ところが、ＮＳＡＩＤより優れているという証拠はありませんし、その効果は四日から七日しか続かず、短期投与でもめまいや眠気、身体的依存（禁断症状を伴う依存）という重大な副作用が生じます。ですから、もし使うとしても一週間以内にとどめるべきとされています。

■■■ 恐ろしい副作用を持つ薬剤

まれに「ステロイド剤（副腎皮質ホルモン）」が腰痛患者に経口投与されることがあるようです。強力な抗炎症作用があることで有名な薬ですが、ムーンフェイス（満月様顔貌）、免疫力低下、胃・十二指腸潰瘍、糖尿病、白内障、精神障害、大腿骨骨頭壊死、血栓症など、深刻な副作用が起こることでもよく知られています。

こうした危険に見合うだけの効果があれば選択肢としても考えられるでしょうが、腰痛患者を対象としたランダム化比較試験では、プラシーボとの間に差は認められていません。

これほど**強力な抗炎症剤が効かないということは**、**腰痛患者の患部には**、**炎症は存在しないということ**になります。痛風に対して抗炎症作用を発揮する薬に、「コルヒチン」があります。この抗炎症作用を利用し、腰痛を緩和させようという試みもあるようですが、ランダム化比較試験では相反する結果が示されていて、現時点では効果があるかどうかは判断できません。しかも、短期投与でも下痢や嘔吐、長期投与では再生不良性貧血、顆粒球減少症、血小板減少症などの副作用が見られます。有効性に関して相反する証拠しかないことと、危険な副作用があることから、腰痛の治療手段としてはすすめられないと勧告されています。

では、麻薬系鎮痛剤の「強力オピオイド（モルヒネ）」ならどうでしょう。意外なことに、ランダム化比較試験ではアセトアミノフェンやNSAIDのような効果は認められていません。おまけにめまい、倦怠感、集中力低下、視力低下、眠気、吐き気、便秘、身体的依存という危険な副作用の問題もあり、腰痛の治療には不適切だと勧告されています。モルヒネといえば、がんによる疼痛コントロールに使用される薬です。それが効かないということは、**腰痛疾患は器質的問題ではないことを意味しているのではないでしょうか。**

さて、慢性腰痛に対して「抗うつ剤」が処方されることがありますが、ランダム化比較試験ではプラシーボより優れているという証拠は示されていません。危険な副作用はないものの、口の渇き、眠気、便秘、起立性低血圧症などがあるので、現時点では急性か慢性かを問わず、腰痛治療には役立たないとされています。

アメリカとイギリスの腰痛診療ガイドラインを信じるなら、腰痛疾患に有効だと思われる薬は、市販薬でもある「アセトアミノフェン」と「NSAID」、そして「アセトアミノフェン・弱オピオイド混合薬」と「筋弛緩剤」を慎重に処方するということになるでしょう。でも、近年の腰痛患者の増加率を見ていると、薬だけで対処できるとはとても考えられません。

体験記

「怒り」に気づいた瞬間、痛みから解放された

T・M（三二歳・女性）無職

初めての腰痛は一五年前、高校二年になる前の春休み。高校でやっとバレーボール部に入ることができて、一年目で試合にも出してもらえるようになるほど上達していた。その練習中アタックに入ろうとした瞬間、腰がギクッとなり、へなへなと力が入らなくなった。

はじめての感覚だった。わけがわからないまま練習を続けたが、家に帰るころにはもう立てなくなっていた。整形外科に行くとレントゲンをとられた。そして「ここのところの骨が生まれつきちょっと変形しているから、腰が弱いみたいだね。気をつけて生活してね」とバッチリ呪いをかけられる。

完全復帰するまでは、一カ月くらいだったと思う。その後、部活は再開したものの、思いきりすることが怖くて休みがちになる。

二回目のギックリ腰は、高校三年のときで、体育の授業中テニスで素振りをしたときに、「バキン」と音がした。そして、またしてもへなへなと動けなくなり、先生に車で

家まで送ってもらった。

このときは病院に行かず、横になって安静にしていて、一〇日間学校を休んだ。前回より痛みがひどく、トイレもやっとこさだった。大学受験の年なので、ちょっとあせった。寝ながら勉強をしていた。

学校に行けるようになっても、一カ月くらいは硬い椅子がダメで、保健室でよく横になって休んだが、しばらくして痛みはなくなったように思う。受験のころには腰痛は治っていた。

そして、三回目の腰痛。大学三年の夏頃だったと思う。祖母に無理やりある寺院にお参りにつれていかれ、正座をしながら上体を前に曲げては顔をあげるという動作を三〇回繰り返させられた。家に帰ってから腰が痛みだし、動けなくなってしまった。

そのとき、人生ではじめて接骨院に通った。劇的によくなった気はしなかったけれど、マッサージと電気が気持ちよかったので、就職活動の疲労をとるために半年通う。ところがある日、行くのをやめようと決めたら痛みはなくなった。

四回目の腰痛は、結婚一年目（二六歳）のとき、夕飯の支度をしていたら、またしても腰に違和感……。やはり痛みに変わっていった。動けないほどではなかったので、翌日はバイトに行った。当時のバイトは元の職場で、結婚式場のインフォメーションだった。九時間立ちっぱなしだったが、腰にバンドをまいて出勤し、ときどきこっそり椅子に腰かけては休み、なんとかやりぬく。痛みそのものは一週間くらいで消えた。

もっともひどい痛みが襲ったのは、それから二年後だった。ある日突然、腰に違和感を覚え始めたのだったが、その日は元職場の仲間との飲み会だったので、バンドをまいて無理をして出かけた。ビアガーデンでしこたまビールを飲み、二次会でも飲み、楽しいものの、だんだんと腰が痛くなるのを感じていた。家に帰る頃には、脚が前に出せないくらいひどい状態になってしまった。家に着いて、トイレにおそるおそる入って出てきたら、「バッキーン」と音がした。今まで何度もこんな感じになったけど、レベルがちがいすぎるほどの痛みに襲われた。

もう一センチたりとも動けない。どうしていいかわからず、呼吸をするのも痛くてできず、ハッキリいって死んだほうがましっていうくらい痛かった。夫はただオロオロするばかり。三〇分してようやくそ〜っと動けるようになり、布団までそ〜っと歩いた。これは、とんでもない病気なのではないかという不安と痛みで、一睡もできなかった。

翌朝も痛みが尋常ではなかったので、母に携帯で電話する。「救急車呼ぼう」ということになり、電話してもらった。夫も連絡をもらって病院にかけつけた。

MRIの検査の結果、「椎間板ヘルニアですね」といわれたが、話に聞くような牽引だの理学療法など一切なしで、鎮痛剤と筋弛緩剤を処方され、「動けるようになるまで入院していいよ」とのことだった。また、看護師さんに、「寝てばかりだと筋力が弱くなるから、歩けたら歩いたほうがいい」といわれ、できるだけ病院内を散歩したり、リラックスするために好きな本を読んだりして過ごした。そして一〇日後に自主退院した。

しかし、三カ月たっても鈍痛がなくならず、ヘルニアということも気になって本屋で関連本を調べてみた。今までも本などを調べたが、今回は本気度がちがった。

そんなとき、他の本とはまったくちがったことが書いてある長谷川先生の本に出会った。パラパラと見た瞬間、「絶対これ！」と直感。すぐに買って、むさぼるように読んだ。

「わたしの中の怒りは何だ？」と考え、「姑への怒り」を思いついたとき、痛みは消えていた。信じられなかった。夫に「この本すごいよ！　読んだだけなのにほんとに痛くなくなったよ！」と興奮して話した。もちろん、怒りの内容は秘密だったけど。

プラシーボ効果を
超えられない治療に
生命をかける意味がありますか。

牽引には効果がない

苦痛は人間の偉大な教師である。
苦痛の息吹のもとで、
魂は発育する。

――マリー・フォン・エーブナー＝エッシェンバッハ
（オーストリアの作家）

■■■ 牽引治療の歴史は古いものの……

整形外科や整骨院へ行くと、腰を引っ張っている人たちをよく見かけます。これは骨盤牽引《けんいん》というもので、骨盤をしっかりベルトで固定し、足元に吊り下げた重りで背骨を引っ張ろうというものです。また、重力ブーツという装置を使い、足首を固定して牽引する逆さ吊り牽引という方法もあります。

こうした牽引の起源は、医学の父と呼ばれるヒポクラテスの時代（紀元前四六〇年ころ）までさかのぼることができます。「ヒポクラテスの誓い」があまりにも有名ですが、彼が成し遂げた最大の功績は、「病人はけっして神の罰を受けた罪人ではない。罪人こそがある種の病人といえる」と、医術と呪術（迷信や魔術）を明確に分離させたことです。

さて、これだけ長い歴史を持つ治療法ですから、腰痛に効かないはずはないと信じたいところです。しかし、急性腰痛、慢性腰痛、あるいは坐骨神経痛の有無にかかわらず、腰痛疾患に対する牽引には効果がありません。

オランダのビュースケンスらの研究チームは、六週間以上持続する腰痛患者一五一名を、牽引群とシャムトリートメント（見せかけの牽引）群に無作為に割り付け、三カ月後と六カ月後に治療内容を知らない医師に患者の状態を評価させています。

なお、シャムトリートメント群は、ほんのわずかな重量でしか牽引しないものの、骨盤をかなりきつく固定することによって、牽引が行なわれているように信じ込ませるというものです。

図表28 ■ 牽引には効果がない

（Beurskens AJ, et al.：Spine, 1997より）

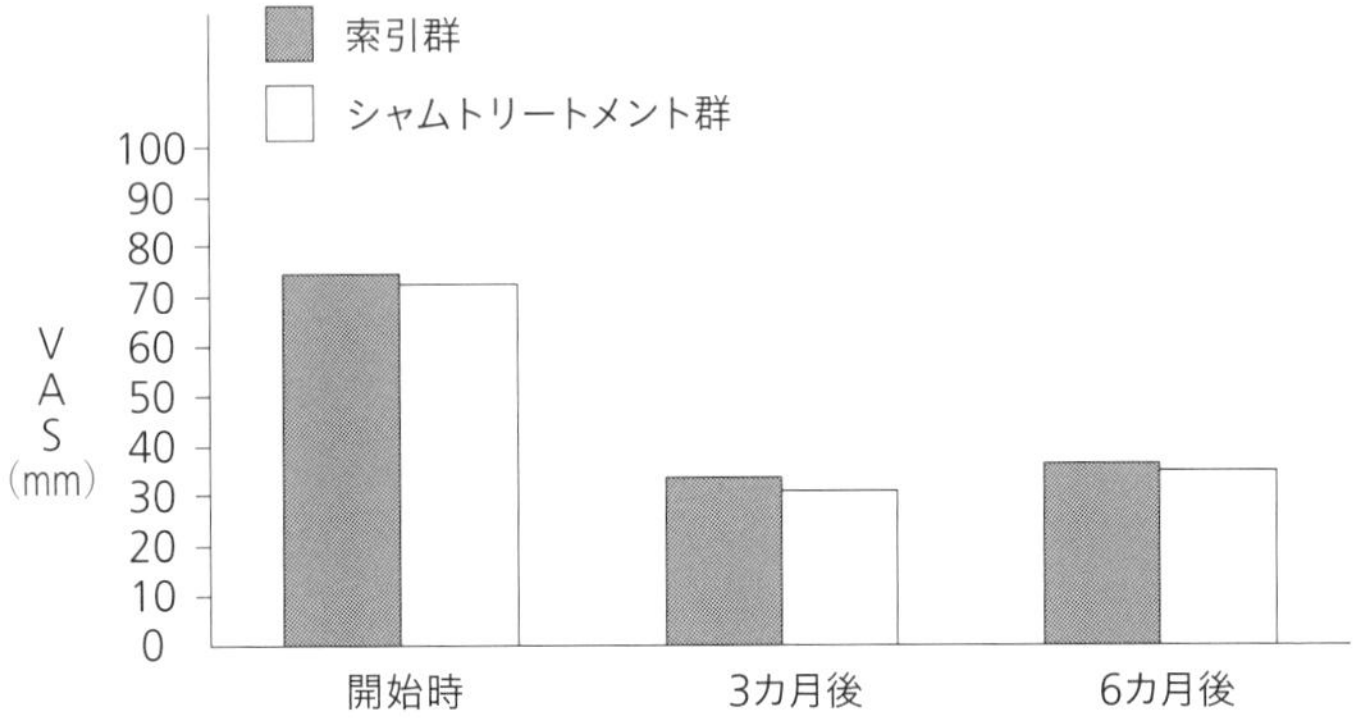

その結果、三カ月後と六カ月後のどの時点においても、両群間に差は認められなかったと報告しています(9)。

図表28は、VAS（visual analog scale：まったく痛みのない状態を〇《ゼロ》、想像できる最強の痛みを一〇〇として、痛みの程度を一〇〇ミリメートルの直線上に示す方法）の推移を示しています。

イギリスのマシューズとヒックリングも、坐骨神経痛患者を牽引群とシャムトリートメント群に無作為に割り付け、患者と医師の双方に治療内容を伏せて牽引の効果を調査していますが、やはり両群間に痛みや理学所見の差は見られていません(90)。

オランダのヴァン・デル・ヘイデンらの研究チームは、頸部痛と腰痛に対する牽引をテーマにした医学論文のうち、ランダム化比較試験を七件選び出し、それらを厳密に検討しています。その結果、どの研究からも牽引の有効性は認められなかったと報告しています(119)。

このように、牽引が腰痛や坐骨神経痛に有効だという明確な証拠は、今のところ見つかっていないのです。

■■■ これだけある牽引の危険性

逆に、骨盤牽引には筋力低下や骨萎縮、下肢の血栓性静脈炎などの合併症があり[117]、逆さ吊り牽引では、眼球内圧の亢進や血圧が高くなる危険性が指摘されています[59]。

イギリスの腰痛診療ガイドラインでは、特に牽引を用いた安静臥床《あんせいがしょう》（入院させての牽引治療）には、関節のこわばり、筋肉の萎縮、骨密度の低下、床ずれ、血栓塞栓症（一〇四ページ参照）の危険があるため、腰痛患者の治療に選択すべきではないと勧告しています[93・97]。

体験記

徐々に取り戻した「ふつうの生活」

H・K（三一歳・男性）コンピュータ・エンジニア

思い返せば、初めて腰痛になったのは学生時代でした。その頃は毎日長時間、しかも悪い姿勢で椅子に座っていたので、これが原因だと考えていました。

その後就職すると、さらに腰痛は頻繁に起こるようになり、腰だけでなく肩や背中までも痛みだしました。毎日シップを貼り、市販の薬も数多く試しましたが、効果はありませんでした。

ある日、強烈な痛みに襲われ病院に駆け込みました。検査の結果、L4―L5間の腰椎椎間板ヘルニアと診断され、その日のうちに入院しました。硬膜外ブロックと牽引の入院治療が三週間続きました。入院当初より痛みは若干軽減していたものの、痛みは依然として残っていました。

退院の翌日から会社に行き、リハビリにも毎日通いましたが、一週間後の朝、今度は前回よりもひどい痛みが下肢を襲いました。坐骨神経痛でした。昼夜を問わず痛みが続き、トイレには這っていき、食事はうつ伏せの姿勢でとる生活が続きました。

入院から二カ月以上も寝たきりの生活が続いたためでしょうか、痛みのある下肢から臀部にかけての筋肉は、すっかり衰え細くなっていました。前回の入院治療の結果がこれでしたので、今度は他の治療法を求めました。

そのときです、TMS理論とその治療プログラムに出会ったのは。はじめは、本を読むだけでこの強烈な痛みがなくなるはずはないと思いましたし、正直、うさんくさいと思いながらも、TMSジャパンのサイトの掲示板に書き込みをしました。掲示板では、すぐに多くの方々が書き込んでくださいました。今までひとりで闘ってきた痛みを、腰痛経験者の方に共感してもらえただけで涙があふれました。

すぐに本を手に入れ、一気に読むと、これまでの腰痛治療に対する不信感や疑問がすべて解消しました。わらにもすがる思いで治療プログラムを始め、それと同時に長谷川先生にもメールで相談し、アドバイスをいただきました。

わたしの場合、本を一度読んだだけで、またはプログラムを一度実施しただけで痛みが目に見えて軽減したということはありませんでしたが、治療プログラムを継続していくと、歩いてトイレに行けるようになり、座って食事がとれるようになり、近所を散歩できるようにもなりました。

その間、掲示板で多くの人々と交流できたことは、大きな励みとなりました。治療プログラムを実践して一カ月半ほどすると、車の運転もできるようになり、買い物にも行けるようになりました。そして、数カ月使用していた鎮痛剤もやめることができ、それと同時に会社にも復帰できました。動けないほどの痛みがなくなり、「ふつうの生活」が送れるようになったのです。

その後、坐骨神経痛はまったくありませんし、あれほど長い間悩まされていた、腰・背中・肩の痛みも激減しました。

どんなに腰を守っても
腰痛は予防できません。

コルセットも
サポートベルトも
意味がない

多くの人々が幸福を求めている姿は、
帽子をかぶっている人が帽子を
探しているようなものだ。
——ニコラウス・レーナウ（オーストリアの詩人）

■■■ コルセットをしてもしなくても差はない

腰痛といえば、すぐに腰部コルセットやサポートベルトを思い浮かべる人が多いと思います。これを装着する目的は、腰椎運動の制限、腹部の支持、姿勢の矯正によって、腰痛の緩和もしくは腰痛を予防することだといわれています。ところが、腰部コルセットやサポートベルトの有効性は、まだ科学的に証明されていません。

アメリカのウォルシュとシュワルツは、食料品流通センターに勤務する男性九〇名を、荷物の持ち上げ方に関する教育プログラム群、特注腰部コルセットと教育プログラム群、何もしない非介入群に無作為に割り付け、六カ月間にわたって追跡調査しています。それによると、三群間の腰痛発症率および腰痛による欠勤日数に、大きな差は認められなかったといいます。(122)

オランダのヴァン・ポッペルらの研究チームも、スキポール空港のオランダ航空貨物部に勤務する三一二名を四群に無作為に割り付け、六カ月間にわたって追跡調査しています。四群の内訳は、荷物の持ち上げ方に関する教育プログラム群、教育プログラムと腰部コルセット群、腰部コルセット群、何もしない非介入群の四つです。この研究でもやはり、四群の間で腰痛発症率と腰痛による欠勤日数に差は認められていません。(118)

ここで注目してほしいのは、**荷物の持ち上げ方に関する教育プログラムの効果はない**という点です。特に、ヴァン・ポッペルらの教育プログラムは、合計五時間にもおよぶ徹底したものでしたが、腰痛発症率にしても腰痛による欠勤日数にしても、何もしない非介入群との差は見られていないないのです。要するに、正しい荷物の持ち上げ方などないということです。

さて、アメリカのワッセルらの研究チームは、新規開業小売店一六〇店に勤める資材運搬担当者九三七七名を対象に、六カ月間にわたって腰部サポートベルトの腰痛予防効果を調査しています。八九店はベルトの装着を義務づけ、七一店は任意の装着としたところ、毎日サポートベルトを装着していた群、週に一～二回だけ装着していた群、まったく装着していなかった群に分かれました。そこでこれらの三群を比較した結果、ベルトを装着したからといって、腰痛発症率も労災補償申請率も減らないことが明らかになっています(124)。

このように、コルセットやサポートベルトの装着が、腰痛に有効だという科学的根拠は見つかっていません(97)。

痛みを慢性化させる受け身的な治療法

ただ意外なことに、これまで長期間にわたるコルセットやサポートベルトの装着は、腹筋力と背筋力の低下を招くと考えられていましたが、そのような危険はまったくないことがわかっています(122)。

危険がないのなら使用してもかまわないという意見があるでしょうが、ぼくはコルセットの装着に賛成できません。なぜなら、装着している限り腰へ注意が集中してしまうことと、このような受け身的な方法は依存性が高いからです。メイヨー・クリニックの丸田俊彦は、痛みに対する受け身的イメージの治療法は、痛みの慢性化を助長する恐れがあると警告しています。[83]
そもそも、人の腰がそんなに弱々しく壊れやすいものなら、生まれたときにすでにコルセットをしているはずです。それも亀の甲羅のようなしっかりしたコルセットを。

体験記
電子掲示板に励まされ、ついに克服した腰痛

H・Y（三六歳・女性）主婦

「自分で治す」

これがわたしのキーワードでした。

おんぶ抱っこのしすぎといわれ温熱治療に通った整形外科。ヘルニアだからもう治らないといわれたけれど、ブロック注射に通ったペインクリニック。何もしないということが怖かったので、それに頼り耐える日々でした。

そんなわたしが出会ったTMS理論。「治してもらう治療」にどっぷりつかったわたしには、最初は不自然な感じがしました。でも、一日中痛い状態に耐えることはもうで

きませんでした。

小さな子どもを抱っこできないのがとても悲しく、立ってお米をとげないありさまの自分が情けなく、精神的にも参っていました。わらにもすがると表現されますが、本を手にしたときはまさにその状態でした。長谷川先生の本を読んだ後、じくじくと病むような臀部の痛みと腰の鈍痛が半減したときの驚きは、忘れられません。

でも、それからとんとん拍子にいったわけではありません。痛みは元に戻り、移動したり悪化したり、やはり病院へ行かないとダメなのかと何度も思いました。それでも、「わたしにはこの治療しかないのだ」と、なぜか確信にも似た気持ちがありました。

ストレスリストを作り、本を何度も読み返しました。くじけそうなときはホームページの掲示板で吐露して励ましてもらいました。アファーメイションが効果的だと教えてもらったのも掲示板でした。自分だけが辛く痛いのではない、というのがとても励みになりました。

掲示板でのふれあいを通して、「痛くても動けるのだから完璧に痛くない状態を望むのはやめよう」と決心した頃から、少しずつ痛みが減っていきました。

いつしか必死の形相でプログラムをやるのもやめて、楽しいからアファーメイションを行ない、掲示板に参加するというスタンスでいたら、いつのまにか治っていました。治癒の過程はらせん階段をのぼるようだといいますが、まさにそのとおりでした。

ＴＭＳ理論はわたしの痛みを取り払っただけでなく、生き方そのものにすごい変化を与えてくれました。わたしは自分に及第点をつけたことがなく、「もっとできるはず」と自分に要求ばかりしていたのですが、今はこのままで十分だと思えます。痛みがなくなっただけでなく、自分のことを好きになるおまけつきでした。ＴＭＳ治療プログラムはわたしの恩人です。

腰痛体操は効かない

運動は
ギックリ腰の治療のために
行なうものではありません。

創造的たろうとして
脇道にそれてはならない。
通常なされていることを観察し、
それをよりよくしようと
努力すればそれでよい。
――アントニオ・ガウディ（スペインの建築家）

■■■ 運動療法よりも日常生活を続けるほうが効果的

腰痛患者に処方される運動療法は主に、腰を反らす運動、ストレッチ運動、腹筋や背筋を鍛える運動の三つで、いわゆる「腰痛体操」と呼ばれているものです。

この目的は、筋緊張をやわらげて痛みを軽減させることと、筋肉でできたコルセットを作って腰痛を予防することにあります。しかし、腰痛の回復を早めたり予防したりできる特定の運動療法は、今のところ見つかっていません。

オランダのファースらの研究チームは、発症から三週間以内の急性腰痛患者三六三名を、医師による鎮痛剤とアドバイスを受けた標準的な治療群、理学療法士によるシャムトリートメント(見せかけの超音波照射)群、理学療法士による運動療法群に無作為に割り付け、腰痛による欠勤状況を一年間にわたって追跡調査しています。その結果、三群の中で運動療法群がもっとも腰痛による欠勤率(一日以上欠勤した割合)が高く、もっとも成績がよかったのはシャムトリートメント群だったことが判明しています[37](**図表29**＝一三〇ページ)。

フィンランドのマルミヴァーラらの研究チームは、発症から一週間未満の急性腰痛患者一八六名を、二日間の安静臥床《あんせいがしょう》群、腰の可動域を広げるストレッチ運動群(運動療法群)、耐えられる範囲内で日常生活を続ける群に無作為に割り付け、三週間後と一二週間後に評価する追跡調査を行なっています。それによると、運動療法群は安静臥床群よりも腰痛による欠勤日数が少ないものの、日常生活群にはおよばないという結果となっています[86](一〇三ページの**図表25・26**参照)。

図表29 ■ 標準的治療と運動療法の効果は低い
（Faas A, et al.:Spine, 20, p941-947, 1995より）

	標準的治療群	シャム群	運動療法群
1日以上の欠勤率	72.3%	70.0%	82.3%
欠勤日数	29±61日	25±47日	28±43日

このふたつの研究は、プラシーボや日常生活を続けるよりも、運動療法には急性腰痛の改善効果がない、さらにいえば、**腰痛に対する従来の医学的介入はほとんど役立たない**ことを示しています。

腹筋強化もストレッチングも科学的根拠に乏しい

カナダのヘレワらの研究チームは、腰痛のない四〇二名のボランティアを、腹筋強化トレーニングと教育プログラム群、教育プログラム単独群に無作為に割り付け、六カ月後、一二カ月後、二四カ月後の腰痛発症率を比較しています。その結果、どの時点においても両群間に差がなかったことから、腹筋強化トレーニングでは腰痛を予防できないと結論づけています(60)（**図表30**）。

アメリカのバッティらの研究チームは、腰の柔軟性を測定することで腰痛発症を予測できるのではないか

図表30 ■ 腹筋強化トレーニングに腰痛予防効果はない
(Helewa A, et al.:J Rheumatol, 1999より)

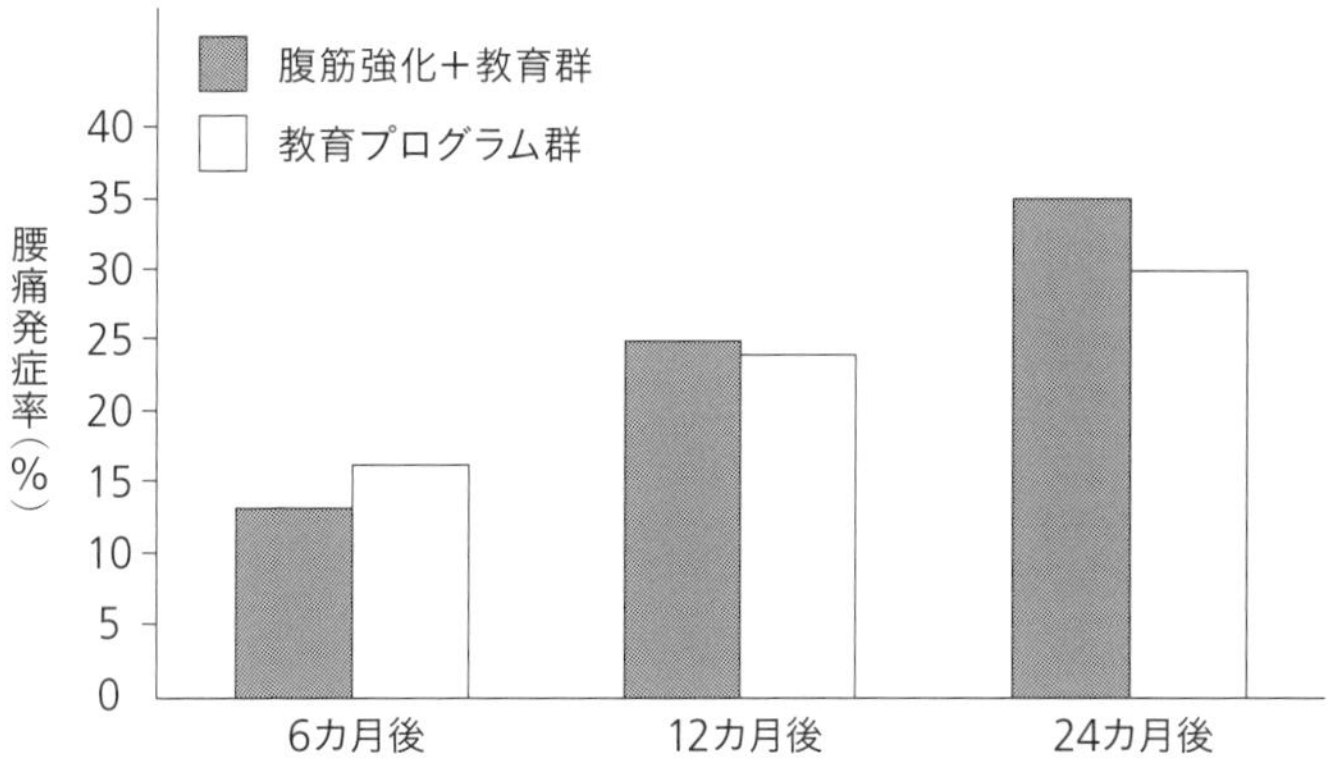

と考え、航空機製造会社に勤務する三〇二〇名を、四年以上にわたって追跡調査しています。その結果、腰の柔軟性と過去の腰痛歴や将来の腰痛発症率との間には、何の関係もないことが明らかになっています[6]。

オーストラリアのハーバートとガブリエルは、ストレッチ運動をテーマにした医学論文のうち、ランダム化比較試験を七件選び出し、それらを厳密に検討しています。この研究は、ストレッチ運動が筋肉痛の緩和と傷害予防に効果があるかどうかを調べたものですが、結局のところ、運動前後のストレッチ運動は筋肉痛を緩和できないし、運動前にストレッチ運動を行なっても傷害リスクは減少しないという結果が出ています[61]。

オランダのファースは、腰痛に対する運動療法をテーマにした医学論文のうち、ランダム化比較試験を一一件選び出し、それらを厳密に検討しています。それによると、急性腰痛(発症後六週間以内)に有効な運動療法は存在しないものの、亜急性腰痛(発症後六週間から三カ月)には徐々に運動量を増やすエクササイズが、慢性腰痛（発症後三カ月以上）には激しいエクササイズが有益なように見えるとしています。しかし、各論文には研究デザインの不備があるために正確な評価が困難だったことから、運動療法に関するさらなる研究が必要だと結論づけています。[36]

このように、特定の運動療法によって腰痛が改善するか、もしくは腰痛を予防できるかについての科学的根拠はまだ見つかっていないのです。[97]

誤解を避けるために付け加えておきますが、ぼくは運動を禁止しているのではありません。ギックリ腰のような急性腰痛に有効な運動療法はまだ科学的に確認できていない、といっているだけです。心身の健康を図るためには、適度な運動が必要なことは科学的に証明されています。ですから、できるだけ多くの方に運動を薦めたいと考えています。

体験記

腰痛に対する考え方が一変。楽しい毎日

U・Y（二七歳・男性）ソフトウェア開発

腰痛を発症したのは二五歳の春頃でした。通勤中に自転車から降りた瞬間、腰に重たい感じがし、そのまま歩くことができなくなってしまい、その場に座り込んでしまいま

した。いわゆるギックリ腰です。そのときは鍼治療と整形外科で痛み止めの注射をしてもらうことで、翌日には回復して会社へ行くことができました。

その後、しばらくの間は何事もなくすぎていきました。しかし、その半年後の秋頃でした。会社のほうで大きな仕事を抱えており、毎晩遅くまで残業し、上司とのコミュニケーションもうまくとれず、かなり強いストレスを感じていました。

そんな中、作業中に上司の説明を立ったまま受けていると、半年前と同じあの嫌な腰の重たさを感じました。しかし、まだ動けないほど症状が重くはなかったので、早退することなく仕事を続けていたところ、帰るころには何かにつかまらなければ歩けないほど、症状が悪化してしまいました。

翌日、半年前と同じ鍼治療に行き、整形外科で注射を打ってもらいましたが、症状は軽くなったものの完治までには至りませんでした。それからは腰痛歴のある同僚にいろいろなアドバイスをしてもらったり、インターネットで調べた治療法を実践したり、有名な先生のいる治療院まで遠出したりなど、さまざまなことを試みました。

しかし、効果はまったくあらわれず、世間で有名だった「腰痛体操」の最中、屈伸したときにまたギックリ腰を起こしてしまうというありさまでした。

その頃は腰痛だけでも辛かったのですが、何よりもまたギックリ腰を起こすのではないか、という不安にさいなまれるようになり、心身とも疲れ切っていました。

そんな中、インターネットでTMSジャパンを知り、代表の長谷川先生の本を読んだときには、ものすごい衝撃を覚えました。その本の内容は、まさに自分が腰痛に関して抱いていた疑問を一掃する内容であり、思い当たることが何か所にもわたって書かれていたからでした。

自分がそれまで抱いていた疑問というのは、それまで腰痛は中高年の病気だといわれているのに、まだ二〇代にしてなぜ腰痛が発症したのか、そして運動不足や肥満から腰痛になることも噂で聞いていたので、それに該当しない自分がなぜ発症したのか、ということでした。

しかしその本では、腰痛の原因はストレスだと解説してあり、自分の腰痛の原因は仕事や、その上司に対しての怒りではないかということを認識させてもらいました。

これまで前進のなかった腰痛（と腰痛に関しての考え・恐怖）が大きく改善され、以前に屈伸をやっていたときにギックリ腰を起こした経験から、腰を曲げたりすることができなかったのが、今では屈伸をすることはもちろん、動作恐怖症も徐々に解消されてきました。

また、「TMSジャパン・メソッド」という教育プログラムは、腰痛治療だけでなく自分が抱えている仕事の悩みを解消するのにも大きな効果がありました。

今考えると、自分の腰痛の原因（怒りの矛先）は仕事の内容にあったため、それが認知療法で改善されたから腰痛自体も改善されたのではないかと思います。

今もときどき、腰・肩に痛みを感じたりします。しかし、臆病になることなく、ふだんの生活を楽しくやっていけるようになりました。「腰痛に屈するな！」ということです。

そして、今後も腰痛で悩める人にTMSジャパンの存在を知ってもらい、ひとりでも多くの人に「腰痛」という呪縛から解放されてほしいと願っています。

「治療してもらう」「治してもらう」
という受け身的な方法は、
まったく効果がないのです。

理学療法は効果的な保存療法とはいえない

最初から人間には病や苦しみはない。
そこに生きるうえで耐えがたいものができて、
そこからどう逃げたらいいか
考えるようになったとき、
意識と肉体が病と苦しみを生み出す。
――ガユーナ・セアロ（ミャンマーの日本人僧侶）

いまだ見つからない効果的な理学療法

腰痛の治療には、理学療法と呼ばれる「温熱療法」「冷却療法」「ジアテルミー（極超短波《マイクロ》も含む高周波電磁場療法）」「マッサージ」「超音波」「低出力レーザー」「TENS（経皮的神経電気刺激法）」「鍼治療」「バイオフィードバック」などが使われています。しかし、腰痛に効果がある理学療法は、今のところ見つかっていません。

これらの治療法はその性質上、プラシーボと比較するのはなかなか困難ですが、まったく不可能ではありませんし、他の治療法と効果を比較することもできます。

イギリスのギブソンらの研究チームは、腰痛患者一〇九名を、オステオパシー（脊椎療法）群、ジアテルミー群、シャムトリートメント（見せかけのジアテルミー）群に無作為に割り付け、これらの効果を二週間後、四週間後、一二週間後に評価しています。その結果、どの時点においても三群間に改善率の差が認められなかったことから、オステオパシーとジアテルミーによる改善は、プラシーボ効果によるものだろうと報告しています。[45]

アメリカのクラインとイークは、慢性腰痛患者二〇名を、低出力レーザー照射群とシャムトリートメント（見せかけの照射）群に無作為に割り付けたうえで、全員に運動療法を処方して一カ月後の状態を比較しています。それによると、研究内容を知らない医師が治療成績を評価したところ、両群間に効果の差は認められなかったといいます。[76]

アメリカのデーヨらの研究チームは、発症から三カ月以上の慢性腰痛患者一四五名を、いわゆる低周波治療器と呼ばれるTENS群、シャムトリートメント（見せかけのTENS）群、TENSと運動療法群、シャムトリートメントと運動療法群に無作為に割り付け、一カ月後と二カ月後の成績を比較しています。それによると、一カ月後における痛みの改善率は、TENS群が四七パーセント、シャムトリートメント群が四二パーセントと両群間に差は認められず、TENSには何の効果もないことが証明されています。ただ、運動療法群と非運動療法群の間には、それぞれ五二パーセントと三七パーセントという改善率の差が見られましたが、二カ月後にはほとんどの患者が運動療法を中断し、改善率の差はなくなっていたといいます[30]。

長期成績に差が見られない理学療法

国際腰椎学会でボルボ賞を受賞した、理学療法と運動療法を比較した研究があります。スイスのマニオンらの研究チームは、慢性腰痛患者一四八名を対象に、三〇分間の理学療法群、一時間のマシンエクササイズ群、一時間の軽いエアロビクス群に無作為に割り付け、それぞれ週二回の頻度で三カ月間続けてもらい、六カ月後の状態を調査しています。それによると、三群間に治療成績の差は認められませんでしたが、コストの面では大きな開きが見られました。すなわち、エアロビクスに比べると理学療法は三倍、マシンエクササイズには四倍の費用がかかっていたのです。この結果を受けてマニオンらは、長期成績に差がないのであれば、コストの低い方法を選択すべきだと述べています[87]。

オランダのクースらの研究チームは、六週間以上持続している腰痛あるいは頸部痛を訴える患者二五六名を対象に、医師の標準的な治療（鎮痛剤、安静臥床、腰痛体操、姿勢に関するアドバイス）群、マニピュレーション群、理学療法（温熱療法、TENS、超音波、ジアテルミー）群、シャムトリートメント（見せかけの超音波、見せかけのジアテルミー）群に無作為に割り付け、一年間にわたって追跡調査しています。その結果、もっとも成績が悪かったのは標準的治療群とシャム群で、大きな差はないものの、マニピュレーション群は理学療法群よりもわずかに成績がよかったと報告しています。[77]

この研究で注目してもらいたいのは、**医師による従来の治療には、プラシーボと同程度の効果しかない**ことが明らかになったという事実です。

さて、カナダのブッシュらの研究チームは、六六名の慢性腰痛患者を対象に、筋電図を用いたバイオフィードバックの有効性に関する研究を行なっています。バイオフィードバック群、シャムトリートメント（見せかけのバイオフィードバック）群、無治療群に無作為に割り付け、その効果を実験直後と三カ月後に比較したところ、いずれの時点においても三群間に差は認められていません。[20]

デンマークのガムとヨハンセンは、超音波をテーマにした医学論文のうち、ランダム化比較試験を二二件選び出し、それらを厳密に検討しています。その結果、超音波が筋骨格系疾患に有効であるという科学的証拠は見つけられず、超音波をはじめとする**理学療法という受け身的な治療法は、臨床的には何ら影響をおよぼさない**と述べています。[42]

オランダのター・リエットらの研究チームは、鍼治療をテーマにした医学論文のうち、ランダム化比較試験を五一件選び出し、それらを厳密に検討しています。その結果、鍼治療の効果はきわめて疑わしいと結論づけています。(109)

このように、腰痛の保存療法として頻繁に利用されている理学療法ですが、その有効性はいまだ科学的に証明されていないのです。

体験記

すべて試してヘトヘトだった自分が――

I・K(四五歳・女性)ホテルフロント業務

わたしがTMS理論を知ったのは、二二年間続けた保育士の仕事を辞職することが受理された直後。四国の友人に簡単な報告のメールをしたところ、その友人からの返信メールで知らされたのです。

ひどい腰痛のため、どれだけの医療機関に足を運び、グッズを買い……いくらお金をかけたかわかりません。散歩もストレッチもかかさずに……。でも、ヘトヘトでした。医者や他人からいわれる原因や禁止事項に、がんじがらめに縛られていました。

痛みとともに消えてしまいたい気持ちで、ただ今生きているだけでもいいんだという心境でしたが、友人のメールを読むと、すぐに長谷川先生のメールカウンセリングを申し込み、本も読みました。

先生からの初めてのメールを開いて、「無理をせず、ゆっくり一緒に治していきましょう」の文字に泣き崩れて涙が止まりませんでした。なぜ自分を追い詰めていたんだろうと、急に心がゆるんで。結局、わたしはメールカウンセリングの終了まで一年以上も——。

心に押し込めた感情はかなりガンコでした。いつも元気で人のために自分は役立ってきたはずだという思いがありましたが、仕事をやめた後もなぜ治らないのかと、家族に責められるありさまでした。

「少しずつよくなっているでしょ！　それを認めてよ！」

どうにか治してほしいと懇願したわたしに、かかりつけの医者は「あなたが仕事をやめようとわたしには関係ない！」といい放ちました。わたしは、「立派な病院を建てて。金返せ」といいたかった。

ただ生きているだけでいいわけがない。振り返って、自分の感情や涙のわけが納得できました。やりたかったこと（目標）もたくさんありました。

今は、今の自分がいとおしいと思う。本当はゆっくりじっくり生活がしたかった。現在はパートでホテルの仕事につき、主人とふたり自分らしい暮らし方を模索中です。

長い人生でこんな経験ができたことをよかったとさえ思っています。気長におつきあいくださった長谷川先生に心から感謝しています。今後も応援しています。ありがとうございました！

人間には利き腕もあれば
利き脚もありますから
左右差があって当然です。

いったい何のための足底板なのだろう

まちがいのない正しさ、
乱れのない秩序を求める者は、
この天地の原理を知らない者である。
彼はものごとがいかに
つながり合って存在しているかを知らない。
——荘子（古代中国の哲学者）

■■■ インソールの長期間の有効性には疑問

足底板には、ショックをやわらげるために靴の中に入れる既製品のインソール（中敷）、各自の足に合わせて作る特注品のオーソティックス、かかとや靴底の高さを増して下肢長差（脚の長さの左右差）を是正しようというシューリフトがあります。

こうした足底板を使用することによって、腰痛を緩和したり予防したりできるという考え方がありますが、その効果は科学的に証明されていません。

アメリカのバスフォードとスミスは、インソールに関するクロスオーバー試験、すなわち同じ被験者に一定期間インソールを使ってもらい、ある時点で使用を中止させてその効果を比較しています。これは立ち仕事をしている女性の腰痛患者九六名を対象としたもので、インソールの使用によって腰痛が緩和したのは四四パーセント、三パーセントは悪化し、五一パーセントは変化がなかったといいます(4)。

インソールは、立ち仕事をする人の腰痛を緩和する可能性はあるのでしょうが、それは下駄を履いて立ち仕事をするよりも、エアマックスを履いたほうが快適だという程度でしかありません。現に、長期間の有効性に関する科学的根拠はまだないのです(97)。

シューリフトをお薦めできない理由

インソールは、靴を買うとときどきおまけにつけてくれるほど安価なものですが、問題は片方だけのシークレットブーツともいえるシューリフトです。下肢長差があると骨盤に歪みが生じて腰痛になる、あるいは、腰痛の原因は骨盤の歪みにあり、その歪みが下肢長差となってあらわれると頑なに信じている人たちがいます。

しかし、自然界には正確な直線、純粋な球形、完全な左右対称は存在しません。ぜひお近くの公園へ行って確かめてみてください。もしあるとしたら、人工的に作られたもののはずです。それに、人間には利き腕もあれば利き脚もありますから、左右差があって当然なのです。

前川喜平らの研究チームは、歩行時の重心移動に関する研究から、直立姿勢時の重心について述べています。前川らによると、直立時の重心は歩き始めのときは正中よりやや右側にあり、それが五歳頃になると一度正中に移動し、その後徐々に左側に移っていくといいます。これは右側にある肝臓が重いためで、歩き始めの時期は肝臓の重さを補正できませんが、徐々に重心を左に移すことで補正し、大部分の人は自然に左脚が軸足となるというのです(84)。

この研究は、**人間の重心は正中線上にあるのではなく、左右の下肢にそれぞれ役割分担があること**を示しています。つまり、左右差があっても何の不思議もないということです。そもそも、右側に肝臓があり、左側に心臓がある人間が、左右対称であるべきだという考え方は飛躍しすぎています。

たとえばアメリカのリヴァンジーは、発症後一年以内の腰痛患者一四四名と健常者一三八名を対象に、骨盤の歪みを厳密に測定して腰痛との関連を調べています。測定した部位は、立位での両ＰＳＩＳ（上後腸骨棘《じょうこうちょうこつきょく》）の傾き、立位での両ＡＳＩＳ（上前腸骨棘《じょうぜんちょうこつきょく》）の傾き、骨盤の非対称性（ＰＳＩＳからＡＳＩＳまでの距離）、座位での両ＰＳＩＳの傾き（**図表31・32**）、下肢長差の五つです。その結果、どのような臨床的意義においても、骨盤の非対称性と腰痛は関連していないことが証明されています[80]。

また、アメリカの腰痛診療ガイドラインでは、腰痛経験のない人たちの中に二センチもの下肢長差がよく見られること、二センチの下肢長差は過去の腰痛歴と将来の腰痛発症率とは何ら関係のないことを示し、下肢長差が二センチ以下の場合のシューリフトは薦められないと勧告しています[117]。

実に多くの人たちが誤解をしているので、ここでもう一度繰り返しておきます。**下肢長差や骨盤の歪みは、腰痛とはまったく関係ありません。**この事実はすでに科学的に証明されていることです。

図表31 ■ PSISの位置

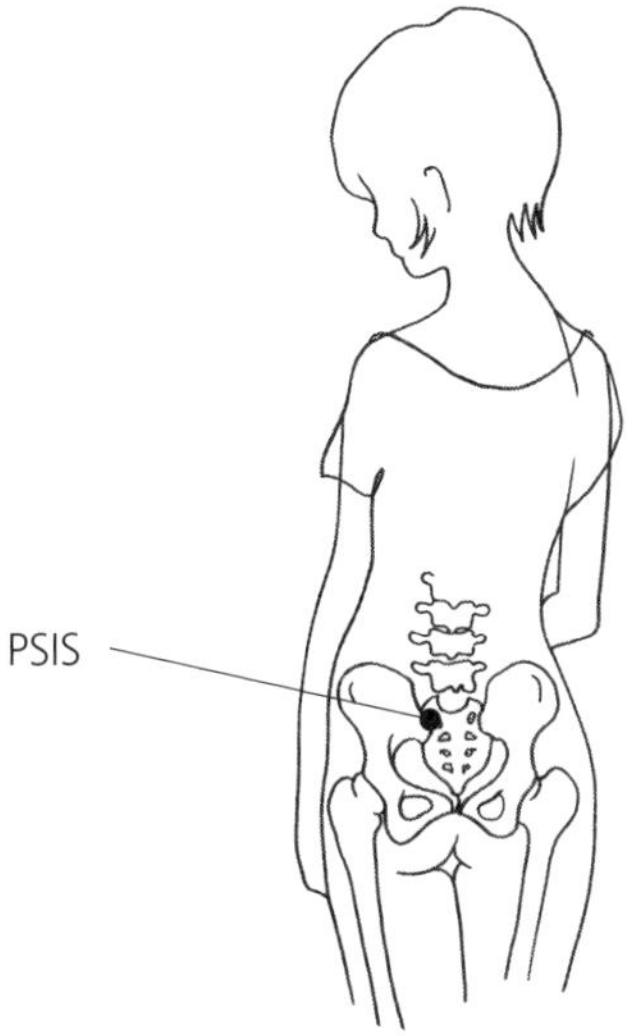

参考ASIS+PSIS

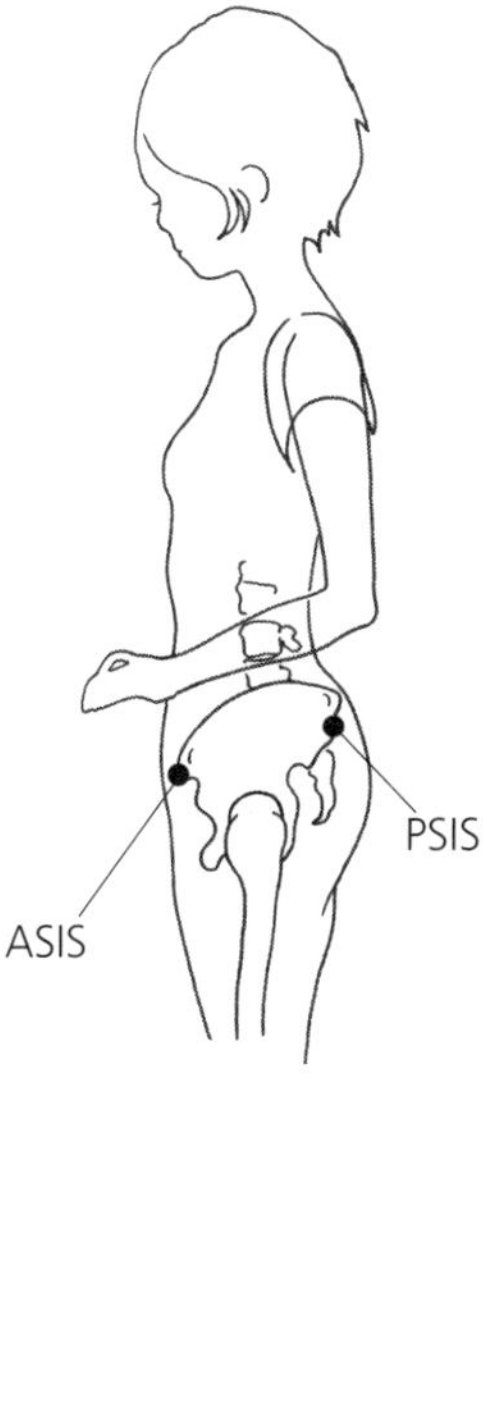

図表32 ■ ASISの位置

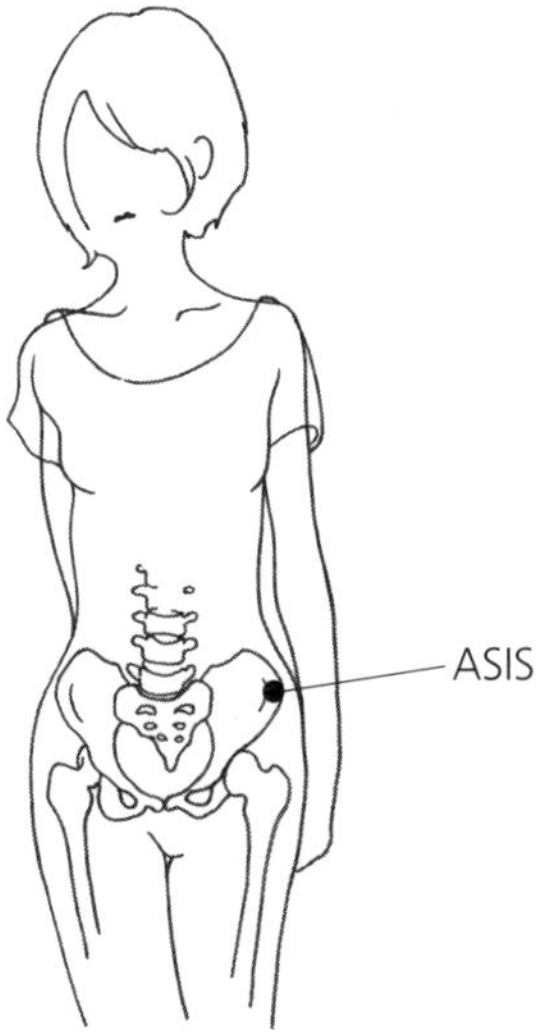

慢性的な腰の痛みが七週間で完治

E・M（四五歳・女性）イラストレーター

慢性的な「体」の不調で一日中横たわっていなければならなくなっても、最初は「筋肉を使った疲労」からくると思っていました。当時はふたつの都市を二週間ずつ行ったり来たりしていたからです。それがどれほど「心」に無理を強いているか、気にとめないようにしていました。いちいちダンボールに四箱も画材と資料を運ぶせいだと思っていました。

いつしか移動するたびに、四日間くらい起き上がることができなくなり、そのうちそれが一〇日間くらいになりました。そして、ついには泣く泣く仕事場を引き揚げ、寝たきりの生活が続いていたので、骨盤調整の治療院にかかってみました。

最初の治療計画の会話でいわれたことはこうでした。

「二〇年前の交通事故による頭蓋底骨折のせいですね。それで足の長さがこんなにちがう。背骨が曲がっていて右側の肋骨の下と骨盤の上部との隙間が、一センチしかない。骨盤の調整をしたらよくなります」

週に三回、治療師さんにかかりながら「体」に対する治療法について質問する会話をしていたら、しんどさだったものが強い部分的痛みに変わりました。特に左半身の腰や大腿部の抜けるような痛みと、強い冷えは耐えがたいものでした。

そこに通ったのは二年間でしたが、他にもたくさんの「体」に対する対策を試みました。ほぼ五年間、寝ているばかりの日々を過ごしましたが、ＴＭＳジャパンのサイトに行ってみて、コンテンツをプリントアウトしながら読んでいたら少しよくなっていきました。

そして、メールによる相談をさせていただいたとき、自分が生き方について必死にいいわけをしていることに気がつき、はっとして自分を肯定する気持ちが湧いてきたことが大きな転機になり、慢性的な痛みは七週間で完全になくなってしまいました。

「心」は「体」、「体」は「心」だと知りました。新しい生き方を手にしつつある今日、深い安心感が手の中にあります。

腰痛の原因は
背骨のズレではないけれど、
なぜかマニピュレーションが
腰痛に効くことがあるようです。

マニピュレーションに効果はあるか

我々の行く手、
未来に招く希望をさえぎっているのは、
実は我々の想像力なのである。
――チャールズ・F・ケタリング（アメリカの発明家）

■■■ 急性腰痛には一時的な効果も

腰痛といえば、カイロプラクティックやオステオパシーなどの脊椎マニピュレーション（脊椎療法）を思い浮かべる人が多いのではないでしょうか。たしかに、神経根症状のない非特異的腰痛に限れば一時的な効果はあるようですし、患者さんの満足度も高いという証拠があります[117・97]。

オランダのクースらの研究チームは、六週間以上続いている腰痛あるいは頸部痛を訴える患者二五六名を対象に、医師の標準的な治療（鎮痛剤、安静臥床、腰痛体操、姿勢に関するアドバイス）群、マニピュレーション群、理学療法（温熱療法、ＴＥＮＳ、超音波、ジアテルミー）群、シャムトリートメント（見せかけの超音波、見せかけのジアテルミー）群に無作為に割り付け、一年間にわたって追跡調査しています。その結果、もっとも成績が悪かったのは標準的治療群とシャム群で、大きな差はないものの、マニピュレーション群は理学療法群よりもわずかに成績がよかったと報告しています[77]。

アメリカのハドラーらの研究チームは、一八歳～四〇歳までの急性腰痛患者五四名を対象に、関節の可動域を広げるモビリゼーション群とマニピュレーション群に無作為に割り付け、四週間にわたって追跡調査しています。それによると、四週間後には差がなくなりましたが、マニピュレーション群の方は最初の一週間で急速に改善したといいます[52]。

アメリカのシーケルらの研究チームは、マニピュレーションをテーマにした医学論文の中から、二九件の対照試験を含む五八件を選び出して厳密に検討しています。その結果、三週間以内に腰痛が回復する確率は五〇～六七パーセントで、慢性腰痛に対する効果は不明としながらも、急性の非特異的腰痛には一時的な効果があると述べています[104]。

オランダのクースらの研究チームは、マニピュレーションをテーマにした医学論文の中から三七件のランダム化比較試験を選び出し、それらを厳密に検討しています。その結果、いずれも研究デザインに不備があるために正確な評価は困難で、腰痛に対する有効性は科学的に証明できなかったとしながらも、たしかにある患者には効果があるように見えると報告しています[78]（**図表33**）。

マニピュレーションの安全性

では、安全性についてはどうでしょう。

アメリカのハルデマンとルービンスタインは、一九一一年から一九九一年の間に報告された、マニピュレーション後に馬尾《ばび》症候群が生じた二九例をくわしく分析しています。この結果からハルデマンとルービンスタインは、全身麻酔下でのマニピュレーションが有効であるという証拠はなく、重篤な神経障害のリスクを増大させるので行なうべきではないと警告しています。また、まれにではあるが非麻酔下でのマニピュレーションでも重篤な神経障害が生じることがあるため、重度あるいは進行性の神経障害のある患者には行なうべきではないとしながらも、熟練したセラピストによるマニピュレーションで症状が悪化するリスクは非常に低いと述べています[54]。

さらに、ハルデマンが行なった別の調査によると、カイロプラクティックによる合併症の頻度

図表33 ■ マニピュレーションに効果はあるのだろうか
（Koes BW, et al.:Spine, 1996より改変）

	論文数	肯定的評価	否定的評価
急性腰痛	12件	5件（42%）	4件（33%）
亜急性＆慢性腰痛	8件	5件（63%）	2件（25%）
全腰痛	37件	19件（52%）	10件（27%）

は二二六万八〇〇〇回に一回で、そのうち八九パーセントが頸椎への、一一パーセントが腰椎へのマニピュレーションだったことが判明しています。そして、腰椎マニピュレーションによって馬尾症候群を招く頻度は、七三万三〇〇〇回に一回と、現代医学による合併症の頻度に比べるとはるかに低いものとなっています。(47)

以上のことから、慢性化していない非特異的腰痛には試みる価値はあるようです。ただし、どのような患者がもっとも適していて、どのタイプのマニピュレーションがもっとも効果的なのかを示す証拠はありません。

体験記

一七年におよぶ腰痛歴に、ついに終止符

M・N（四五歳・男性）エンジニア

二八歳のころに初めてギックリ腰になった。年に数回は起こっていた。腰痛歴は一七年ほどになる。

一九九九年の秋、朝目覚めると、左脚のスネ外側が痛む。少しでも動くと、ナイフでふくらはぎを刺されてグリグリされるような感じだ。体が少し温まるとかなり痛みはやわらぐので、半べそをかきながら、部屋の中を歩きまわった。不思議と三〇分くらいで痛みはかなりひいた。

強烈な痛みを覚えるため、毎朝、起きるのが恐怖だった。その後病院で、MRI撮影を受ける。腰椎四番と五番の間の椎間板が黒く変色し、後ろに出ていた。ヘルニアだ。ショックだった。治療法は痛み止めの薬だけで、治る保証はまったくなかった。毎日すごく不安だった。

一九九九年の冬、N式ストレッチを知り、前屈をじわーっとやってみた。激痛が少しマシになった。前屈を続け、症状は好転した。その後もストレッチは継続した。日常

生活への支障はほとんどなくなった。

ところが、二〇〇一年春頃からギックリ腰がしだいにひどくなり、週一回の頻度になってきた。「なんで腰痛になるんや?」というモヤモヤした怒りと疑問が噴出し始めた。

このころ出会った本が長谷川先生の本だ。最初、TMS理論の考え方は信じられなかった。ところが、本を読み進むにつれて、「姿勢が悪くても腰痛知らずの人がいるのはなぜ?」といった腰痛への疑問がすっかり解けてしまった。TMS理論は本物と直感し、治療プログラムを真剣に始めた。

行なったことは、本を繰り返し読むこと、ストレスリストの作成、アファーメイション。ストレスリストを作り始めてから、自分が毎日怒っていることに初めて気づいた。感情の抑圧がTMSの原因だと納得できた。

四カ月くらいして、ギックリ腰の頻度が減っていることに気がついた。二〇〇一年の秋には、大好きなエアロビクスもガンガンできた。ジャンプの不安がないので、思いきり激しいエアロビクスを楽しめた。腰はなんともない。今では、姿勢も気にしないし、スポーツもできる。ふつうであることが嬉しい。

硬膜外ブロック注射

科学的に効果が証明されていない

欧米の腰痛診療ガイドラインは
「侵襲的なブロック注射は薦められない」
と勧告しています。

肉体は心の召使いである。

それは常に思考に従っている。

意識的に選択された思考であれ、反射的にめぐらされた思考であれ、委細かまわずにである。

肉体は、不遜な思考につき従い、病気や衰退へと沈んでいきもすれば、楽しく美しい思考につき従い、若さと美しさの衣を身にまとうこともする。


——ジェームズ・アレン（イギリスの作家）

■■■ 不適切な位置に注射されるケースも

痛みを起こしていると思われる神経の近くにステロイド剤、局所麻酔剤、オピオイド剤などを注射する方法に硬膜外ブロックがあります。しかし、坐骨神経痛のない腰痛においては、どの薬を使うにしても硬膜外ブロックの効果は証明されていません。

アメリカのカックラーらの研究チームは、椎間板ヘルニアあるいは脊柱管狭窄症《せきちゅうかんきょうさくしょう》と診断された腰下肢痛患者七三名を、ステロイド剤と局所麻酔剤混合群、生理食塩水と局所麻酔剤混合群に無作為に割り付け、治療内容を知らない医師が両群の成績を評価しています。それによると、二四時間後と二〇カ月後の評価では、痛みの緩和において両群間に差は認められていません[25]（**図表34・35**＝一五九ページ）。

イギリスのマシューズらの研究チームは、腰下肢痛患者を対象に、マニピュレーション（脊椎療法）群、骨盤牽引《けんいん》群、スクレロサント（組織硬化剤）注射群、ステロイド剤注射群に無作為に割り付け、その後の経過を追跡調査しています。一カ月後、六カ月後、一二カ月後に評価した結果、いずれの時点においても四群間に大きな差は認められていません[89]。

オランダのクースらの研究チームは、硬膜外ステロイド剤注射をテーマにした医学論文のうち、ランダム化比較試験を一二件選び出し、それらを厳密に検討しています。その結果、硬膜外ステロイド剤注射の効果は明確でないとしながらも、神経根症状を伴う急性腰下肢痛に限っていえば、一時的な効果は望めるかもしれないと述べています[79]。

硬膜外ブロックの主な合併症には、頭痛や発熱があり、重大なものとしては細菌感染による硬膜外膿瘍、髄膜炎、意識障害を伴う呼吸機能低下が報告されています(117)。

ちなみに、硬膜外ブロックにはさまざまな手技がありますが、アメリカのホワイトの調査によると、全体の二五パーセントは不適切な位置に注射されているといいます(128)。

トリガーポイント注射の効果はプラシーボか

患部周辺の圧痛点に局所麻酔剤を注射するものに、トリガーポイント注射という治療法があります。ところが、この効果もまだ科学的に証明されていません。

デンマークのフロストらの研究チームは、五三名の急性筋肉痛患者を、局所麻酔剤群とプラシーボ(生理食塩水)群に無作為に割り付け、治療内容を知らない医師がトリガーポイント注射の効果を調べています。その結果、両群とも同じように痛みが改善したことから、注射針を刺す行為そのものが効果を引き出している可能性があると指摘し、効果が同じなら副作用のない生理食塩水を使用すべきだと結論づけています(39)。

アメリカのガーヴェイらの研究チームは、四週間におよぶ保存療法に反応しない腰痛患者六三名を、局所麻酔剤単独群、局所麻酔剤とステロイド剤混合群、鍼治療群、冷却スプレー後に圧痛点を圧迫する群に無作為に割り付け、二週間後に治療内容を知らない医師に各群の成績を評価させています。その結果、統計学的な差はないものの、痛みの改善率はトリガーポイント注射以外

図表34 ■ 椎間板ヘルニアに対する硬膜外ブロックの効果
(Cuckler JM, et al. J Bone Joint Surg Am, 1985より)

	24時間後		20カ月後	
	有効	無効	有効	無効
ステロイド群	32%	68%	26%	74%
生理食塩水群	36%	64%	15%	85%

図表35 ■ 脊柱管狭窄症に対する硬膜外ブロックの効果
(Cuckler JM, et al. J Bone Joint Surg Am, 1985より)

	24時間後		20カ月後	
	有効	無効	有効	無効
ステロイド群	25%	75%	22%	78%
生理食塩水群	18%	82%	14%	86%

図表36 ■ トリガーポイント注射は効くのか
(Garvey TA:Spine, 1989より改変)

介入法	改善率
局所麻酔剤単独	40%
局所麻酔剤＋ステロイド剤	45%
鍼治療	61%
冷却スプレー＋圧痛点圧迫	66%

のほうが優れていることが判明しています[43]（図表36＝一五九ページ）。

トリガーポイント注射の合併症としては、神経や軟部組織の損傷、感染や出血の危険性が指摘されていて、アメリカの腰痛診療ガイドラインでは、腰痛に対するトリガーポイント注射の効果は不明確であり、腰痛患者には薦められないと勧告しています[117]。

不明確な椎間関節注射の効果

椎間関節症候群という病名があります。理論的には、腰椎の椎間関節面に腰痛の原因があるとするもので、その治療に椎間関節注射が用いられます。エックス線透視下で腰椎の関節面周辺に局所麻酔剤やステロイド剤を注射する方法ですが、椎間関節注射もまだ科学的に有効性が証明されていません。

カナダのカレットらの研究チームは、腰痛が三カ月以上続いている患者九七名を、プラシーボ（生理食塩水）群とステロイド群に無作為に割り付け、六カ月間にわたって椎間関節注射の効果を追跡調査しています。その結果、治療前、一カ月後、三カ月後の痛みの推移をＶＡＳで測定したところ、両群間に大きな差は見られていません[21]。

フィンランドのリリウスらの研究チームは、三カ月以上腰痛が続いている患者一〇九名を、ステロイド剤と局所麻酔剤の混合液を椎間関節内に注射する群、同じ混合液を椎間関節周囲に注射する群、プラシーボ（生理食塩水）を椎間関節内に注射する群に無作為に割り付け、椎間関節注射の効果を三カ月間にわたって追跡調査しています。その結果、三群間に明らかな差が認められなかったことから、椎間関節注射の効果は不明確であり、**腰痛改善効果は自発的治癒と心理社会的要因によるものだ**と結論づけています[82]。

アメリカのジャクソンは、椎間関節症候群に関する医学論文を厳密に検討しています。その結果、椎間関節内へのプラシーボ（生理食塩水）注射には、ステロイド剤や局所麻酔剤を注射するのと同じ改善効果があることから、椎間関節症候群という病名自体に疑問を投げかけています[66]。

椎間関節注射の合併症としては、エックス線被曝の危険性に加え、まれにですが感染症、出血、神経損傷、髄膜炎が指摘されています[117]。

このように、腰痛に対する注射療法の有効性はきわめて疑わしいといえます。事実、アメリカの腰痛診療ガイドラインでもイギリスの腰痛診療ガイドラインでも、**腰痛患者に注射療法は薦められない**という勧告を出しています。

ただし、保存療法に反応しない神経根症状のある患者に限り、手術を避ける手段としてステロイド剤による硬膜外ブロックを一時的に用いてもかまわないとしています[117・97]。

体験記

ストレス・不定愁訴が解消された

E・Y（三九歳・男性）柔道整復師・鍼灸師

自分がTMSを発症したのは、おそらく五年前の秋口だったと思う。その頃かなりひどい寝ちがえが三カ月ほど続いていた記憶がある。その痛みがやがて両肩に広がり、何度も痛みで目を覚ますようになった。

その痛みがマシになったころ、左のかかとにしびれと激しい冷感を覚えるようになり、やがて一分も立っていられないような、両膝がガクガクするような脱力感が出始めるようになる。

近くの整形外科でレントゲンや血液検査を受けたが異常は見つからず、他の病院でMRIを受けたところ首にヘルニアが見つかったが、このヘルニアは症状とは関係なく原因不明ということだけが告げられた。

しかし、関係ないといわれたヘルニアの画像の衝撃は凄まじく、「これが原因ではないか？」という思いが、頭の中をグルグル駆けめぐった。仕事がら、首、腰を問わず、ヘルニアの手術をしても、痛みなどの症状から解放されない人をたくさん診《み》てきたからだろう。気分的に浮き上がるきっかけもなく、どんどん沈んでいく毎日であった。

思いきって地元の大学病院を受診することにした。そこでは、CTと筋電図の結果から原因はストレスと診断された。ただ、それは理解できたのだが、ではどうすれば治癒するのかという肝心な部分を示されることはなかった。代替医療にも多くのお金と時間を注ぎ込んだが、思うような結果は得られなかった。

二年前、ネットでTMS理論なるものを知る。すぐにその理論は理解できた。自分なりに治療プログラムをこなし、「TMSジャパン・メソッド」を受講し、徐々にではあるがTMSから解放されていった。

今もたまにTMSは顔を出すが、以前のような不安はないし短期間で消えてくれる。

他にも、長年悩まされた不定愁訴の多くが顔を出さなくなったことも付け加えておこう。

椎間板摘出術の意義と限界

椎間板ヘルニアの手術と保存療法の治療成績に差はありません。

心を空にしなさい。
水のように、形態やかたちをなくしなさい。
水をカップに入れると、カップになる。
水をボトルに入れると、ボトルになる。
水をティーポットに入れると、ティーポットになる。
水は流れることができ、衝突することもできる。
水になりなさい。わが友よ。
——ブルース・リー（香港の映画俳優）

手術をしなくても長期成績は同じ

実に多くの人々が坐骨神経痛の原因だと頑《かたく》なに信じ、もっとも手術を受ける頻度が高いのは椎間板ヘルニアだと思います。

椎間板ヘルニアの手術には、ラブ法（標準的髄《ずい》核《かく》摘出術）、顕微鏡下髄核摘出術、経皮的髄核摘出術、経皮的レーザー椎間板除圧術（PLDD）、内視鏡下髄核摘出術があり、日本では認可されていませんが、椎間板内に蛋白分解酵素を注射して髄核を溶かすキモパパイン注入法という方法もあります。

ところが、椎間板ヘルニアに限らず、腰下肢痛に対する手術の有効性に関する研究は、きわめて乏しいというのが現状です。その数少ない証拠の中から、現時点で明らかになっている事実を見ていくことにしましょう。

スウェーデンのタルバーグらの研究チームは、CTスキャンで椎間板ヘルニアが確認され、二カ月間の保存療法に反応しない坐骨神経痛患者六〇名を、ラブ法群と顕微鏡下髄核摘出術群に無作為に割り付け、術後成績を一年間にわたって追跡調査しています。その結果、手術時間はラブ法群のほうが短かったのを除き、術中の出血量、合併症、入院日数、欠勤日数、改善率など、いずれの点においても両群間に差は認められていません[113]。

イギリスのクラウショーらの研究チームは、椎間板ヘルニアと診断された保存療法に反応しない腰下肢痛患者五二名を、ラブ法群とキモパパイン注入法群に無作為に割り付け、術後成績を一

図表37 ■ キモパパイン注入法は優れている

(Revel M, et al:Spine, 1993より)

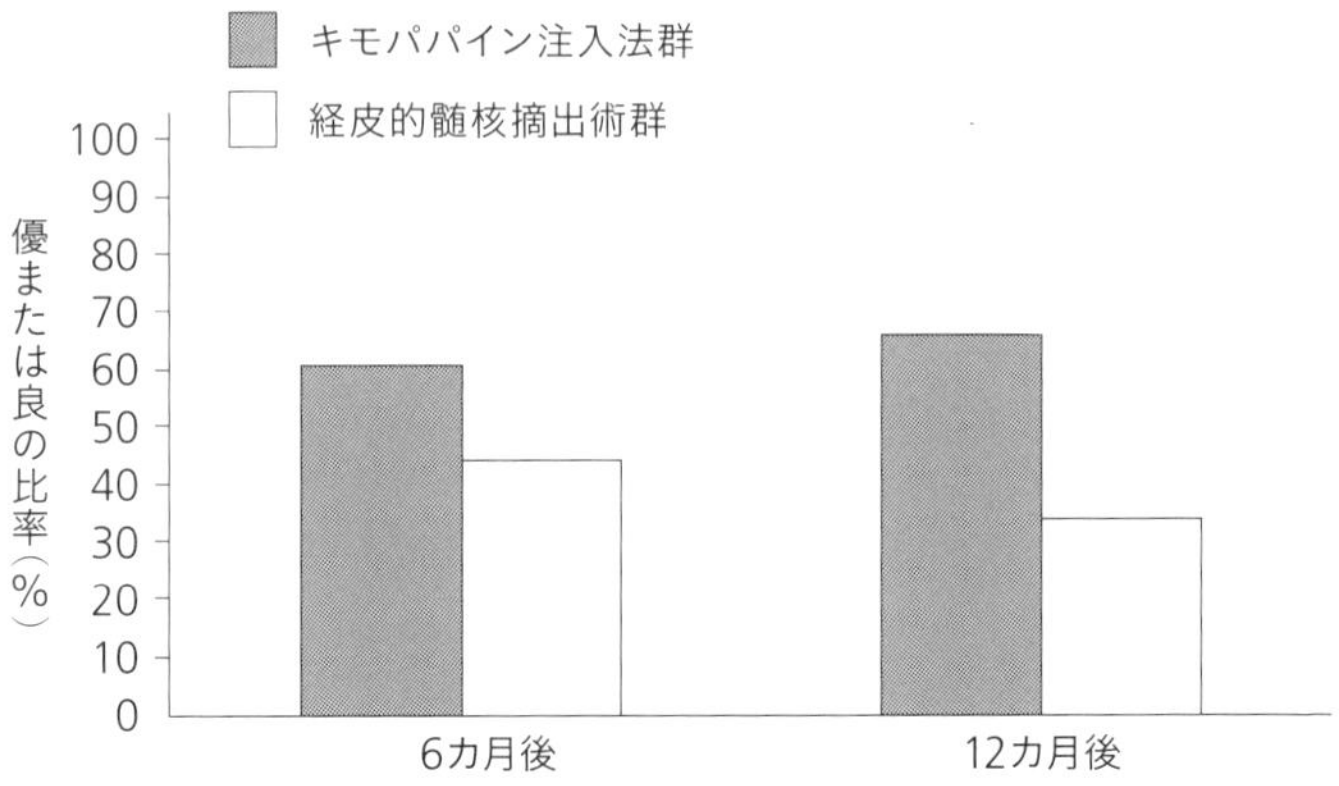

年間にわたって追跡調査しています。臨床所見とVASで成績を評価したところ、ラブ法群では八五パーセント、キモパパイン注入法群では四六パーセントという改善率が得られています。また、坐骨神経痛は両群ともに改善していましたが、腰痛についてはラブ法群のほうがはるかに優れていたといいます。[24]

フランスのルヴェルらの研究チームは、一カ月間の保存療法に反応しない椎間板ヘルニアによる坐骨神経痛患者一四一名を、キモパパイン注入法群と経皮的髄核摘出術群に無作為に割り付け、術後成績を一年間にわたって追跡調査しています(**図表37**)。

それによると、六カ月後と一年後のどの時点においても、改善率はキモパパイン注入法群のほうが優れていたという結果が出ています。[94]

なお、経皮的レーザー椎間板除圧術(PLDD)や内視鏡下髄核摘出術といった新しい治療法が、ラブ法、顕微鏡下髄核摘出術、キモパパイン注入法よりも優れているという科学的証拠は、今のところ存在しません。

図表38 ■ 保存療法とラブ法の成績に差はない

（Weber H, Spine, 1983より）

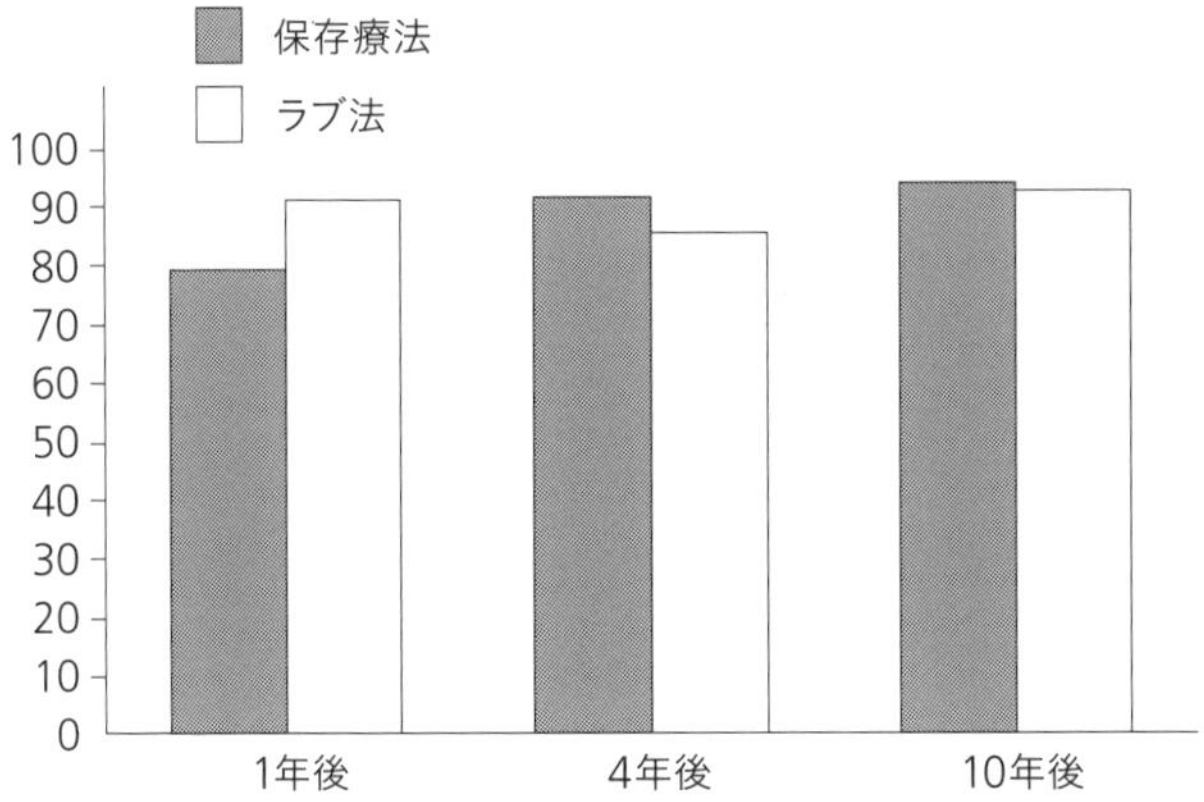

アメリカの腰痛診療ガイドラインでは、比較対照試験によって効果が証明されるまで、新しい手術法は推奨しないという勧告が出ています[117]。

こうしてみると、ラブ法と顕微鏡下髄核摘出術の有効性は高く、両者の治療成績に大きなちがいはありません。

キモパパイン注入法は、経皮的髄核摘出術よりも効果的ですが、ラブ法の成績にはおよばないようです。

ところが、国際腰椎学会でボルボ賞を受賞した研究によると、椎間板ヘルニアの症状はある時点までに改善するという事実が明らかになっています。

ノルウェイのウェーバーは、神経根造影で椎間板ヘルニアが確認された一二六名の坐骨神経痛患者を、保存療法群とラブ法群に無作為に割り付け、一〇年間にわたって追跡調査しています。

治療内容を知らない医師が両群を評価したところ、一年後まではラブ法群のほうが優れていましたが、四年目以降は両群間に差がなくなっています[125]（**図表38**）。

つまり、椎間板ヘルニアに対する現時点でもっとも優れた手術法と保存療法を比べた場合、長期成績にちがいはないのです。

プラシーボを超えられる保存療法は存在しない事実を考えると、**椎間板ヘルニアの症状は四年以内に自然治癒する傾向がある**ということになります。この点はぜひ強調しておきたいところです。

■■■ 見直しが求められる椎間板ヘルニア手術

さて、アメリカのホフマンらの研究チームは、椎間板ヘルニアに対する手術をテーマにした医学論文のうち、八一件を選び出して厳密に検討しています。

その結果、次の六点を明らかにしています[63]。

❶椎間板ヘルニアが確認され、一カ月から二カ月の保存療法に反応しない坐骨神経痛患者は、そのまま保存療法を続けるよりも、ラブ法を実施したほうが早く症状と機能の改善が得られる

❷四年から一〇年の長期成績という観点から見ると、ラブ法と保存療法の効果に差は認められない

❸顕微鏡下髄核摘出術と経皮的髄核摘出術が、腰痛に効果的であるという証拠はない

❹経皮的髄核摘出術は、ラブ法に比べると再手術率が高い
❺椎間板摘出術は比較的安全な治療法とされているが、これまで考えられていた以上に再手術を必要とする例が多い
❻椎間板ヘルニアに対する手術成績は、心理社会的因子の影響を強く受けている

最後に心理社会的因子が出てきます。これは椎間板摘出術がプラシーボだというのではなく、心理社会的因子によって治療成績が左右されるという意味です。

たとえば、アメリカのシュペングラーらの研究チームは、椎間板摘出術が予定されていた腰下肢痛患者八四名を対象に、神経学的所見、SLR（下肢伸展挙上テスト：Straight Leg Raising Test）、画像所見、MMPI（ミネソタ多面的人格検査：Minnesota Multiphasic Personality Inventory）の四項目を術前に評価しておき、術後の治療成績との関係を調べています。

その結果、治療成績ともっとも関係が深かったのは、意外にも理学検査や画像所見ではなく、心理テストのMMPIだったのです。特に、心気症尺度とヒステリー尺度が高い患者は、治療成績が悪かったといいます(106)。

また、スイスのシャーデらの研究チームは、四六名の椎間板ヘルニア患者を対象に、椎間板摘出術の治療成績に影響を与える因子を、二年間にわたる追跡調査で分析しています。

その結果、術後の職場復帰状況は、心理的因子（抑うつ状態）と仕事の心理社会的側面（職場での精神的ストレス）の影響を強く受けており、画像所見や臨床症状にはまったく影響されないこと

を発見しています[102]。

こうなると、椎間板摘出術の意義を問い直してみる必要があります。少なくとも **「椎間板ヘルニア」イコール「手術」という等式は、ただちに改めるべき**でしょう。

なぜなら、椎間板ヘルニアによる腰下肢痛は自然治癒する傾向があること、そしてその転帰は症状の強さやCTスキャン、MRIなどの画像所見ではなく、心理社会的因子が決定づけているからです。

体験記

手術をしていたら今頃、寝たきりだった

K・T（三二歳・男性）会社員

当時、わたしの仕事は重量物の配送で、仕事中に二度三度とギックリ腰をするうちに腰の痛みは慢性化していきました。

最初のギックリ腰から四〜五年間、いろいろな治療法を試しました。整形外科、鍼灸、カイロプラクティック、接骨院と治療院へ通わない時期はまったくありませんでした。

ある日、痛みは腰から足へ、そして激痛へとかたちを変えたのです。これはおかしい

と思って整形外科へ行くと、三カ所の腰椎椎間板ヘルニアと診断され即入院です。そこで二回にわたる手術をしました。

回復したかに思われて退院したのですが、社会復帰して数週間後、また激痛に襲われました。結局、「手術が失敗したのかなぁ」「手術をした時点で手遅れだったのかなぁ」などと悪いことばかり考えてしまいました。

あげくの果てに、三度目の手術は背骨を二カ所固定するという大手術になるとのこと！「畳の上での生活はもうできなくなる」と宣告されました。

わらにもすがる思いで、腰痛に関する本やインターネットで体験談などを読みあさり、ある日、TMSの記事を見つけたのです。長谷川先生の本を読んで、半信半疑のまま治療プログラムを実践し、少しずつ理解を深めたら本当に不思議なことに痛みが減少していくのです。

でも、回復し始めて少し自信がつき始めたとき、またまた激痛です。今度は歩けない、立てない、横になれないと最悪の状態でした。しかし、TMSジャパン・ネットワークの先生方を始め、いろいろな人に励まされ、治療プログラムを再度一からやり直しました。

結局、最初の入院から二年もかかってしまいましたが、今はすっかり元気です。もし三度目の手術をしていたら、わたしは今頃寝たきり生活です。

しかも、しなくていい手術をしてわざわざ寝たきりになっていたのです。

腰痛は、危険な疾患がない限り絶対手術をしなくても治ると、わたしは信じています。だってわたしは、手術しないと治らないと宣告されたヘルニアが今でも一カ所残っているのですから。

固定力が強くなるにつれて
治療成績が落ちています。

脊椎固定術の
意義と限界

わたしが驚くのは、
人間がすべてを理解していない
ということではなく、
少しでも理解している、
ということなのです。

——フリーマン・ダイソン（アメリカの理論物理学者）

■■■ 深刻な合併症を招きかねない金具による固定術

椎間板ヘルニアや脊椎辷《せきついすべ》り症に対して行なわれる手術に、脊椎固定術という方法があります。これまでは骨盤の骨の一部を移植して固定していましたが、最近ではより強固に固定するために、チタン合金製のペディクルスクリュー（ネジ釘）、ロッド（金属棒）、プレート（金属板）などを使う、脊椎インストゥルメント手術が増えてきています（写真一七五ページ参照）。

この治療法の理論的背景には、腰椎の不安定性によって生じた腰下肢痛は、脊椎を固定することで改善する、あるいは脊椎固定術によって椎間板内圧を減少させれば腰下肢痛は改善する、というふたつの考え方があります。

ところが、腰椎の骨折や脱臼などのない腰下肢痛に対して、**脊椎固定術が有効だとする証拠は存在しません**し、この手術を受けた患者が元の状態まで回復するという科学的根拠も見当たりません。

アメリカのホワイトらの研究チームは、椎間板ヘルニアと診断された慢性腰下肢痛患者六九名を、椎弓切除《ついきゅうせつじょ》単独群と椎弓切除＋固定（インストゥルメント使用）群に無作為に割り付け、その後の治療成績を約三年間にわたって追跡調査しています。それによると、優または良と評価できた割合は、椎弓切除単独群が七一パーセント、椎弓切除＋固定群が五三パーセントという成績に終わっています(127)（**図表39**＝一七七ページ）。

アメリカのフィッシュグランドらの研究チームは、脊柱管狭窄《せきちゅうかんきょうさく》を伴う変性辷り症患者七六名を、

写真■脊椎インストゥルメント手術
（提供：加茂整形外科医院）

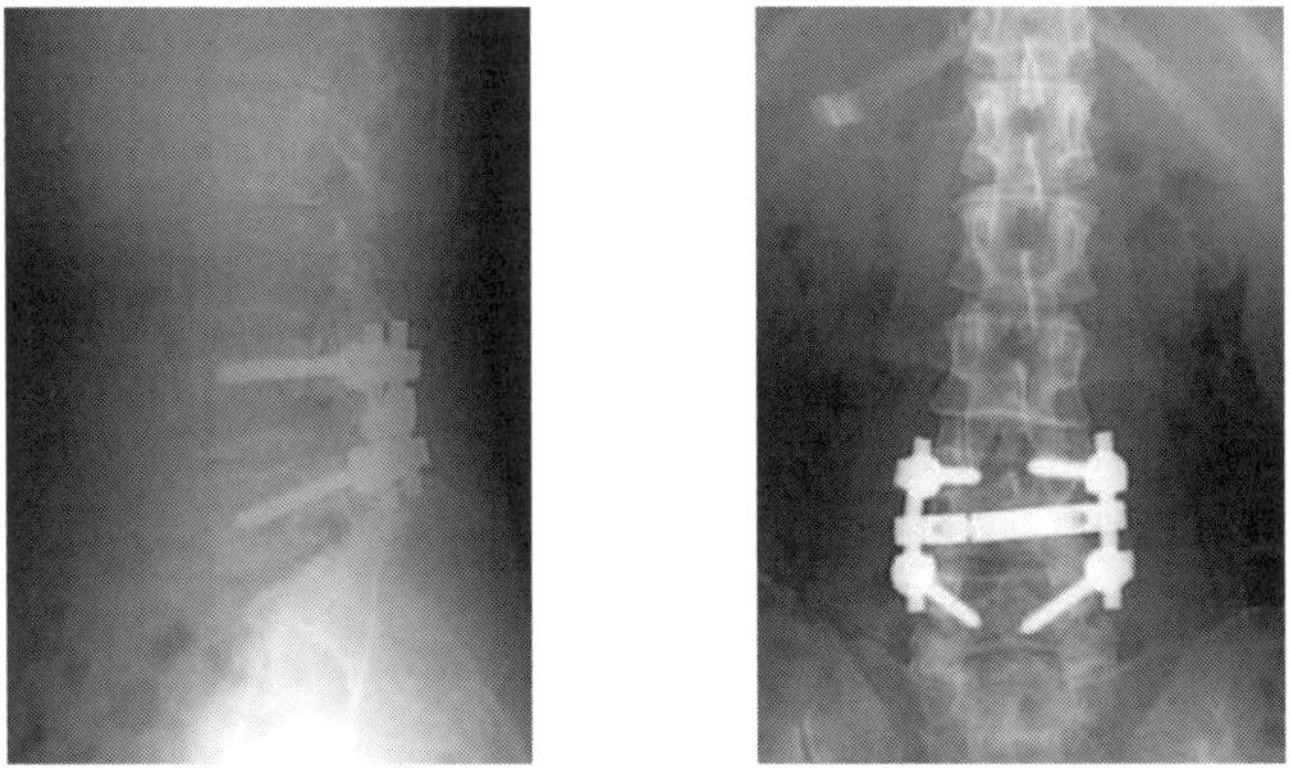

椎弓切除と同時に固定術を実施する際のインストゥルメント使用群と非使用群に無作為に割り付け、二年間にわたって両群の治療成績を追跡調査しています。その結果、脊椎インストゥルメント手術によって骨癒合率の向上は認められるものの、それが必ずしも臨床症状の改善に結びつかないことが明らかになっています（**図表40**＝一七七ページ）。ちなみにこの研究は、国際腰椎学会でボルボ賞を受賞しています[38]。

同じくボルボ賞を受賞した論文に、デンマークのトムセンらの研究があります。この研究チームは、変性辷り症による慢性腰痛患者一三〇名を、インストゥルメント使用群と非使用群に無作為に割り付け、二年間にわたって両群の治療成績を追跡調査しています。それによると、骨癒合率と患者の満足度に両群間の差は認められませんでしたが、脊椎インストゥルメント手術は、手術時間、出血量、再手術率を増大させ、重大な神経損傷を招く危険性があると指摘しています[111]。

■■■ 治療成績がよいのは単純な手術

イギリスのマダンとブーレーは、PLF（腰椎後側方固定術）とPLIF（後方侵入腰椎椎体間固定術）という術式の検討を行なっています。この研究は、四四名の分離辷り症患者をPLF群とPLIF群に無作為に割り付け、約二年間にわたって追跡調査したものです。なお、両群ともインストゥルメントを使用しています。

その結果、客観的評価（オズウェストリー指数）と主観的評価のいずれの点においても、PLF群のほうが優れていたといいます（**図表41**＝一七八ページ）。

つまり、複雑で大がかりな手術法（PLIF）よりも、比較的単純な手術法（PLF）のほうが、治療成績がいいということです[85]。

アメリカのターナーらの研究チームは、脊椎固定術に関する医学論文のうち、三〇名以上の患者を対象とし、少なくとも一年以上追跡調査している研究を四七件選び出し、それらを厳密に検討しています。

その結果、脊椎固定術によって優または良と評価できた割合は、平均して六八パーセントという結果が得られたものの、論文によっては一五パーセントから九五パーセントまでの幅があることと、ほとんどの論文は研究デザインに不備（対照群の置かれた比較試験ではない）があるため、脊椎固定術の有効性を示す証拠は見つけられなかったと報告しています[114]。

脊椎固定術による合併症は頻繁に起きているようで、偽関節形成（固定不良）、骨片採取部位の

図表39 ■ 脊椎固定術の効果は低い

（While AH, et al.:Spine, 1987より改変）

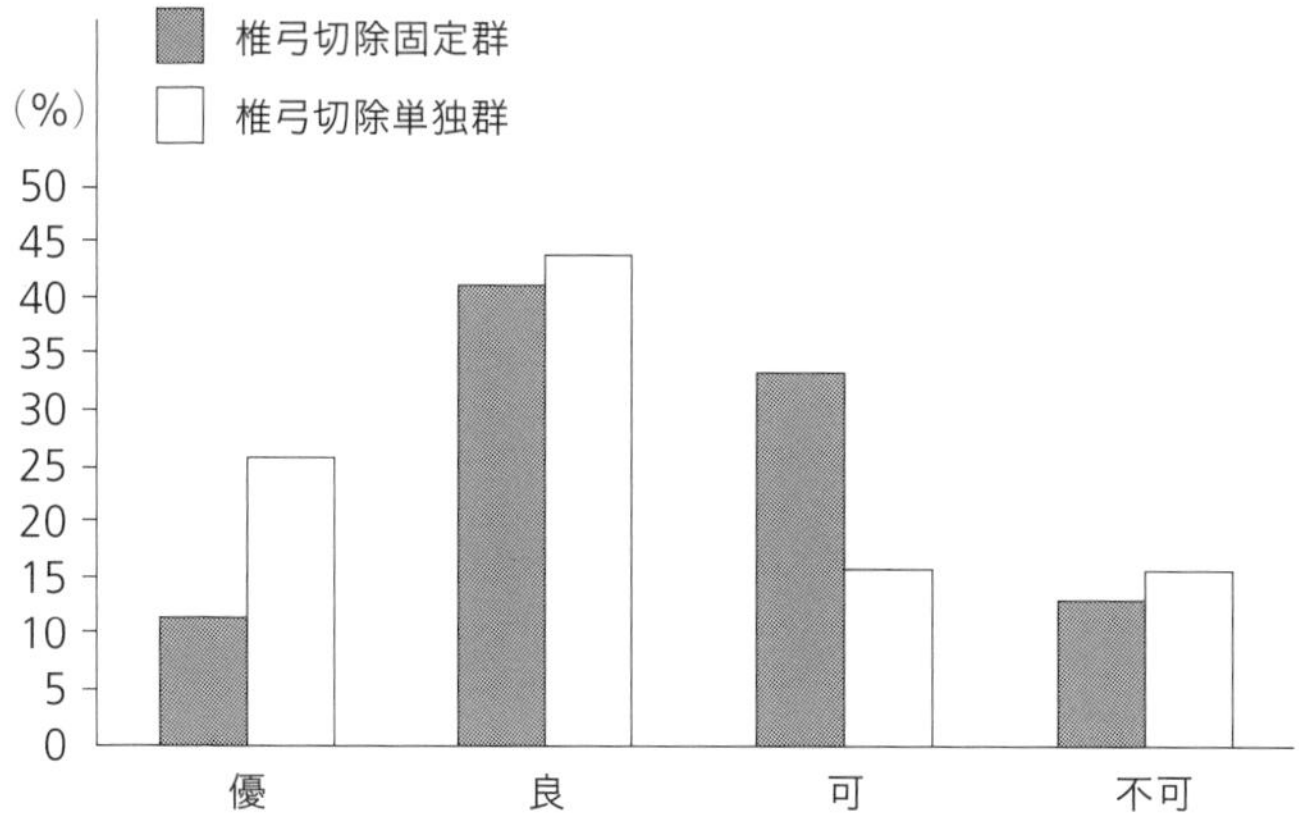

図表40 ■ 脊椎インストゥルメント手術は効くのか

（Fischgrund JS, et al.:Spine, 1997より）

	インストゥルメント使用群	インストゥルメント非使用群
改善率	76%	85%
骨癒合率	83%	45%

図表41 ■ 脊椎固定術のPLFとPLIFの比較
(Madan S & Boeree NR:Spine, 2002より)

	PLF群	PLIF群
Oswestry Index	81%	69%
主観的満足度	86%	65%
主観的不満足度	14%	35%
偽関節形成	9.5%	0%

疼痛、死亡、深部感染症、表層部感染症、深部静脈血栓症および血栓性静脈炎、肺塞栓症、神経損傷、骨移植部の突出などが報告されています(1-7)。

このように、腰下肢痛に対して脊椎固定術が有効だとする証拠は存在しない点、固定の強度が必ずしも治療成績に結びつかない点、新しい術式や複雑な術式の治療成績が優れているとはいえない点、そして合併症の頻度が高い点などを考えると、やはり脊椎固定術の意義には疑問が残ります。

もちろん、骨折や脱臼の他、悪性腫瘍や脊椎カリエスなどに対する適応については疑問の余地はありません。

しかし、とりわけ脊椎インストゥルメント手術にかかる高額な医療費を考慮すると、危険信号のない腰下肢痛患者への脊椎固定術は必要ないと考えます。

体験記

腰痛解消、進む道がハッキリ見えてきた

O・S（四四歳・女性）歯科技工士

最初に腰痛を自覚したのは高校生の頃だったと思います。その後も生理時や何かの拍子にときどき痛くなることはありましたが、気にするほどではありませんでした。それが、結婚して三年おきに出産し、末っ子が四歳になるころには慢性的な腰痛になっていました。

何か悪い病気があるのではと怖くなり、家族の薦めもあって近くの整形外科を受診することになりました。診断は単なる腰痛症。少し通えばよくなるとのことで、週二回ほどの通院で牽引《けんいん》、ホットパック、テーピング、マッサージなどの治療を約三カ月続けましたがまったく症状は変わりませんでした。その後も鍼、SSPなどの治療も追加されましたが変化なし。MRIが導入されるとすぐに検査。病名は腰痛症から椎間板ヘルニアに変わりました。

このときの画像と医師の説明が、その後のわたしの慢性腰痛時代を決定づけました。

「このヘルニアがある限り、何をしても痛みはとれない」と感じていました。

それから八年間、いろいろな治療を試しましたが症状は少しずつ悪くなっていき、ついに手術をすることになりました。ヘルニアを切除して金具で腰椎を固定する脊椎固定術を受けました。そのとき、病名は腰椎椎間板ヘルニア、腰部脊柱管狭窄症となっていました。

術後は「これで痛みから解放される！」と気持ちのうえでの解放感がとても大きく、実際に痛みは半分くらいになりましたが、そこからの改善が見られず不安になりました。

そこで、自分でできることをインターネットでいろいろ調べているうちに、長谷川先生の本に出会いました。本を読んで、自分の中で病名が「腰椎椎間板ヘルニア」「腰部脊柱管狭窄症」から「TMS」に変わりました。

TMS理論を知ってからはモヤモヤしていた霧が晴れ、自分の進む道がハッキリ見えてきました。わたしに見えた道は、細くて曲がりくねっていてデコボコしていて、行き止まりの路地もあります。でもその道を楽しみながらゆっくり進んでいこうと思っています。だって、あわてなくてもゴールは見えているから。

脊柱管狭窄症の
手術成績は時間とともに
低下します。

減圧椎弓切除術の意義と限界

幸せの扉がひとつ閉じると、
もうひとつの扉が開きます。
でも、わたしたちは閉じた扉を
いつまでも見つめているので、
開いた扉に気がつきません。
——ヘレン・ケラー（アメリカの社会福祉事業家）

■■■ 減圧椎弓切除とは

脊柱管狭窄症《せきちゅうかんきょうさくしょう》や変性辷《すべ》り症に対して行なわれる手術に、減圧椎弓切除術《げんあつついきゅうせつじょじゅつ》という方法があります。

図表14（五二ページ）に示すように腰椎は、椎体、椎弓根、横突起（肋骨突起）、椎弓、棘突起などから構成されています。この真ん中あたりに椎孔という穴が開いていますが、それが各椎骨と連結して脊柱管というトンネルを形成し、その中を馬尾《ばび》神経が通っています。

減圧椎弓切除術の理論的背景には、脊柱管狭窄症や変性辷り症、あるいは椎間板ヘルニアによって脊柱管内のスペースが狭くなると、その中を通る神経が圧迫されて腰下肢痛が生じる。ならば、椎弓や棘突起を切除して脊柱管のスペースを広げてやり、圧迫を解放すれば腰下肢痛は改善する、という考え方があります。

もしこの考え方が正しいのなら、減圧椎弓切除術の治療成績はきわめて優れているはずです。ところが、現時点ではそれほど効果があるようには見えません。

■■■ きわめて疑わしい有効性

アメリカのカッツらの研究チームは、脊柱管狭窄症と診断された五五歳から八九歳までの腰下肢痛患者八八名を対象に、減圧椎弓切除術の治療成績を六年間にわたって追跡調査しています。

図表42 ■ 減圧椎弓切除術の効果は疑問
(Herkowitz HN & Kurz LT:J Bone Joint Surg Am, 1991より)

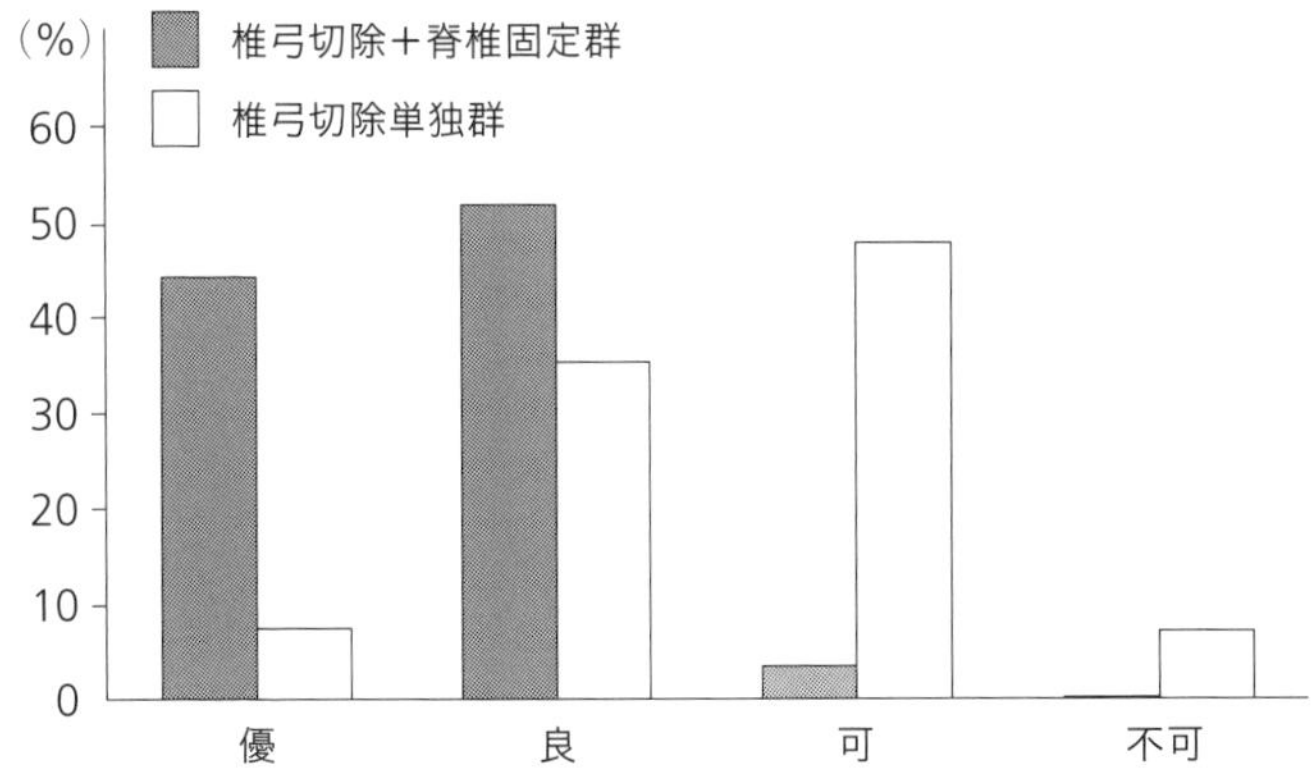

それによると、一年後には八九パーセントの改善率だったものが、六年後になるとそれが五七パーセントに低下し、一七パーセントが再手術を受けざるを得なかったといいます。

この結果から、減圧椎弓切除術の長期成績は、これまで報告されてきた成績よりもよくないと結論づけています[74]。

また、アメリカのハーコウィッツとクルッは、脊柱管狭窄を伴う変性辷り症患者五〇名を、椎弓切除に脊椎固定の併用群と椎弓切除単独群の二群に分け、約三年間にわたって追跡調査しています(**図表42**)。

それによると、椎弓切除単独群よりも脊椎固定術併用群のほうが、圧倒的に成績がよかったと報告しています[62]。

さらに、アメリカのターナーらの研究チームは、脊柱管狭窄症に対する減圧椎弓切除術をテーマにした医学論文のうち、七四件を選び出してそれらを厳密に検討しています。

それによると、減圧椎弓切除術によって優または良と評価できた割合は、平均して六四パーセントだったといいます。

しかし、論文によっては二六〜一〇〇パーセントまでの幅があることと、ほとんどの論文は研究デザインに不備（対照群の置かれた比較試験ではない）があるため、減圧椎弓切除術の有効性を証明するのは困難だと報告しています。[115]

このような事実を突きつけられると、減圧椎弓切除術の有効性はきわめて疑わしいといわざるを得ません。

これは減圧椎弓切除術に限ったことではなく、腰下肢痛に対して行なわれるすべての手術についてもいえることです。

なぜなら、外科手術も保存療法と同じように、その治療成績にはプラシーボ反応が関与しているからです。かつて医学界が放棄した治療法の有効率は、平均七〇パーセントだったことを思い出してください。

体験記

落ちこぼれコンプレックスが腰痛の原因だった

K・R（四三歳・女性）産業カウンセラー

その頃、わたしは資格試験をめざし、自分にプレッシャーをかけていました。試験の一カ月くらい前から緊張性頭痛になりましたが、そのストレスのせいだと思い、痛み止めと軽い安定剤を処方してもらってしのぎました。受験へのストレスなのだから、終われば解放されると思っていました。

しかし、いつまでたっても痛みから解放されることはありませんでした。そんなとき、サーノ博士の本に出会いました。中学生のころから腰痛があり、進路も変更せざるを得なかったわたしにとって、その本は衝撃的なものでした。それによると、この頭痛もTMSのようでした。

わたしはさっそく、長谷川先生によるメールカウンセリングを申し込みました。一日ひとつずつの宿題をこなしていくうちに、今まで見えなかった自分に気づきました。

両親とも教職経験者、兄は大学で教鞭をとっているという学力優秀な家族の中にあって、わたしだけが資格試験すら合格できない落ちこぼれだというコンプレックスが、自分にも気づかないうちにどっかと根を張っていたのです。

その想いに気づいた当初は戸惑いもありましたが、それを認めて受け入れると痛みも自然と消えていきました。

TMS治療プログラムの中でも「痛みを叱る」というのと認知療法というのは、わたしには大変効果的でした。腰痛もアファーメイションを繰り返すうちに軽減していきました。

この体験を機に、わたしは心と身体の関係に興味を持ち、産業カウンセラーの養成講座を受講し、その資格を取りました。この資格を生かすことで、ＴＭＳ理論を少しでも広める一助になりたいと思っています。これまで資格試験に落ち続けてきたのも、ここにくる必要な一過程だったのだと思っています。

友人も腰痛のために仕事をやめ、整形外科医からも見放されそうになっていたとき、この理論に出会って救われました。椅子に座っているのもままならなかった彼女が、今ではステキな笑顔で働いています。

サーノ博士の本に出会えたわたしの人生は、これからますますよくなるでしょう。

第3章

あなたを苦しめ続けた腰痛が治る

- ＥＢＭで治癒率向上、医療費減少
- 不安や恐怖をあおる迷信に惑わされるな
- 腰痛に対する意識を根本的に変えてしまおう
- 腰痛疾患を治す最大の力は何か
- 受け身的な治療に埋没するのは危険
- 腰痛疾患を治せるのは、あなた自身だ
- 最善をつくせば、必ず報われる

腰痛診療ガイドラインに従った治療は、
治癒率を向上させ、
再発率と医療費を低く抑えてくれます。

EBMの有効性が実証された

新たなものが生まれるときは、
古いものが終焉する。
絶えず何かが修正されつつ持続しているのでは、
新たなものは何ひとつ生まれない。
昨日を幾千集めても、
新しい一日は生まれないのである。
――ジッドゥ・クリシュナムルティ（インドの哲学者）

■■■ EBM導入で判明した事実

ここで、医学界にEBM（根拠に基づく医療＝二二一ページ参照）が導入されたことで判明した事実を、アメリカとイギリスの腰痛診療ガイドラインの勧告を基に整理しておきましょう（117・97）。

❶腰痛疾患に付けられる従来の診断名（病名）は信頼性が低く、治療者と患者を混乱させているため、「非特異的腰痛」「神経根症状」「危険信号」の三つに分類する。

❷診断精度の向上と治療成績はまったく無関係であり、画像検査からは有益な情報は得られない。したがって「危険信号」がない限り、発症後一カ月以内の腰痛患者に画像検査は薦められない。

❸安静臥床《あんせいがしょう》は、腰痛患者の回復を妨げたり、腰痛を慢性化させたり、機能回復に支障をきたすため、腰痛患者に安静臥床を処方してはならない。

❹骨盤牽引《けんいん》には効果がなく、特に牽引を用いた安静臥床は危険である。したがって、腰痛患者を入院させて牽引してはならない。

❺症状の緩和を目的として用いられる理学療法（保存療法）は数多くあるが、こうした受け身的な治療法は、患者の臨床転帰に何ら影響をおよぼさない。

❻対照試験によって効果が証明されるまで、レーザー椎間板除圧術や内視鏡下髄核《ずいかく》摘出術といった新しい手術法は推奨しない。

❼必要に応じて鎮痛剤を投与し、安静臥床を守らせ、痛みの程度に応じて日常生活に復帰させるという従来型の治療法に比べ、痛みの許す範囲内で日常生活を続けさせるアドバイスのほうが回復を早める。

これらはほんの一部にすぎませんが、腰痛疾患に対する従来の古典的な診断と治療は、ほとんど役立たないことが浮き彫りになっています。

しかし悲観的になる必要はありません。

医学がすべきこととすべきでないことが明確になったわけですから、すべきことを実行に移していけばいいのです。

■EBMで回復が早まり医療費も削減

とはいうものの、EBMの概念を医療現場に取り入れることで、はたして本当によい治療ができるのでしょうか？　腰痛診療ガイドラインに従った治療を行なうと、必ず治療成績が向上するのでしょうか？

実は、この疑問に答えてくれた世界初の論文があります。

オーストラリアのマクガークらの研究チームは、発症から三カ月以内の腰痛患者五二〇名を対象に、腰痛診療ガイドラインに従った治療群と従来の治療を行なった群の改善率、再発率、医療費などを、一年間にわたって追跡調査しています。

その結果、従来の治療群よりも腰痛診療ガイドラインに従った治療群のほうが、すべての面においてかなり優れていたと報告しています(91)（**図表43・44・45**＝一九二〜一九三ページ）。

このように、現時点でもっとも信頼のおける**科学的根拠に基づいて診療することにより、患者の回復を早め、再発率を低下させ、医療費を削減させることができる**のです。

まさに今、医学界の逆襲が始まったといえるでしょう。

図表43 ■ 治癒率の比較

（McGuirk B, et al.：Spine, 2001より）

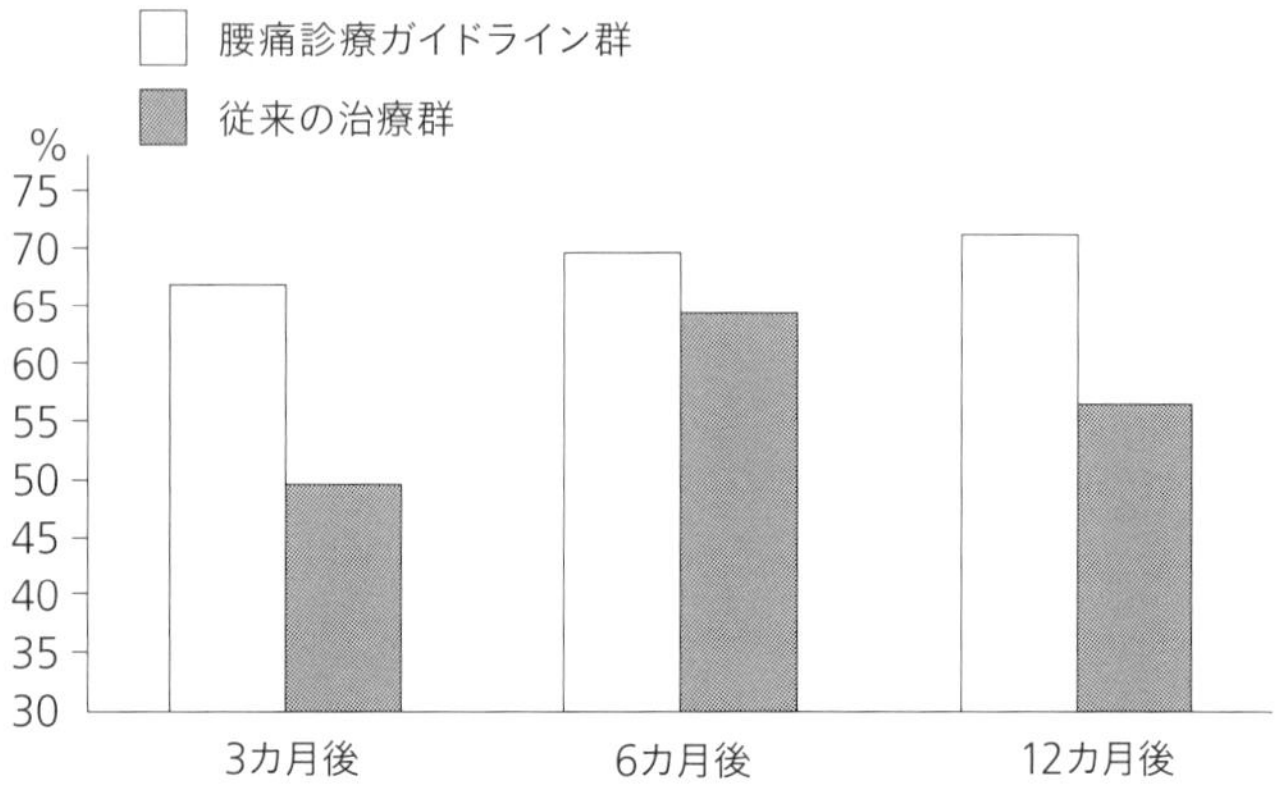

図表44 ■ 再発率の比較

（McGuirk B, et al.：Spine, 2001より）

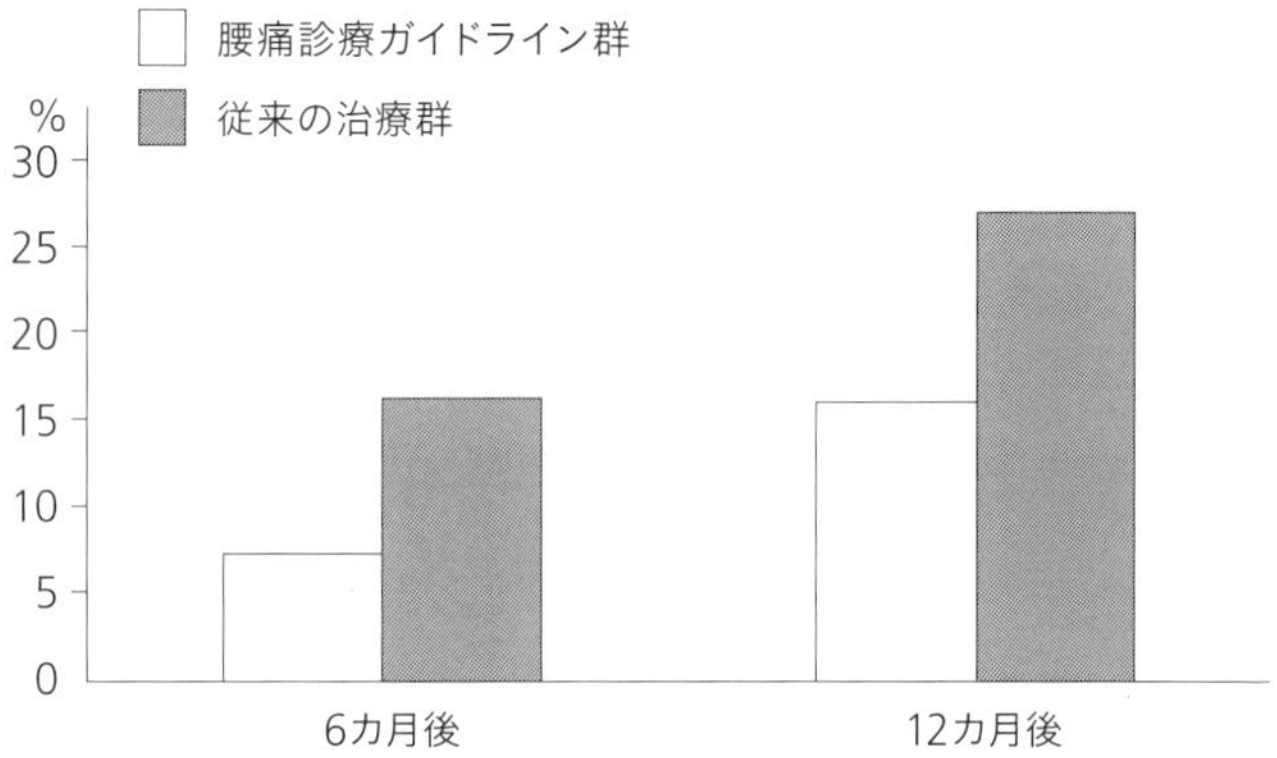

図表45 ■ 腰痛診療ガイドラインに従った治療は優れている
(McGuirk B, et al.:Spine, 2001より)

	腰痛診療ガイドライン群	従来の治療群
診察法とアドバイス	初診時の診察は1時間かけて行ない、経過観察のために30分間の再診を3回受けさせ、説得力のある説明と自信に満ちた保証を行ない、患者を勇気づけることに重点を置く。自らの力で治すように求め、早期活動再開を薦める。	初診時の診察は20分かけて行ない、その後の再診は行なわない。受動的な治療方法(理学療法)と安静臥床を薦める。
画像検査実施率	7%	30%
治療法	主にアセトアミノフェンを処方。	アセトアミノフェンを処方したが、NSAID(39%)と弱オピオイド(25%)、市販の塗り薬や受動的な理学療法を多用。
3カ月後の医療費	276豪ドル(約22000円)	472豪ドル(約37500円)
1年後の治療継続率	23%	37%
職場復帰率	33%	35%
欠勤日数の中央値	3日	5日
患者の満足度	82%	43%

腰痛診療ガイドラインに従った治療なら、
医療費ダウン、満足度アップだ!

体験記

一四年来の痛みを鎮めることに成功

N・Y（三四歳・女性）会社員

慢性化した鈍い痛みを抱え、年に何度か急性の鋭い痛みも繰り返しながら、今にいたるまでの一四年間、それはまるでサーフィンに興味すらなかった素人《しろうと》が、急にサーフボードを手渡され、迫り来る波間に放り出されてもがいているような状態だった。

数え切れないほどの病院や治療院で、さまざまな検査や診察を受け、異なる診断を下されてきた。そして数々の治療を試みるものの、得られない効果に、治癒は望めないのかと落胆し続けた。心身ともに人生で一番活気に満ち溢れているはずの貴重な時期は、募る不安に暗く彩られ、ただ流れ去っていくだけだった。

サーフショップの店員が、わたしに合いそうなボードを選んでくれる。そして最高の波だと店員にすすめられるがまま、必死にその波に乗ろうとしては、海の底へと投げ出される。それでもまた別のショップに足を運び、渡されるがままの新たなボードで海にくり出しては波乗りに失敗し、自分は一生サーフィンを習得できないのではと意気消沈する。

そんな〝ドクターショッピング〟の果てに、二年前、TMS理論と出会った。治療プログラムに取り組む過程で心身相関を実感した。この腰痛を治せるのは他のだれでもない、自分自身であることを理解した。自分の内側に備わっている治癒力を信頼するようになった。

激痛に対する恐怖心を克服したこと、自分の心の声に耳を傾けられる（自分の感情に関心を持てる）ようになったこと、この二点が今のわたしの基盤となった。

急性の痛みに襲われても、歯をくいしばって耐え、仕事に行く生活を続けた。立ち仕事にも挑戦し、重たいものも抱え上げた。コルセットを捨て、ハイヒールを買った。多少の痛みがあっても乗り越えられるという実感、やり遂げてきた実績の積み重ねが、いつしか自分の中で大きな自信へと育っていた。その自信が、わたしを不安と恐怖から解放してくれた。

また、「心は話し言葉を持たないから、痛みを使って必死にわたしとコミュニケーションをとろうとしている」と考えるようになったとき、痛みに対する嫌悪感が薄れた。痛みが激しかったころは、精神的ゆとりを失い、痛みによる心の訴えかけを無視していた。心はわたしに話を聞いてほしいがために、声を荒げる（痛みを増す）しかなかったのだとわかった。

自分の心を大切にし、守ってあげられるのは自分しかいないと気づくことができた。

以降、痛みに耳を傾け、心の叫びに愛情を持って答えてあげることで、実際に痛みを鎮めることに何度も成功した。

やっと求めていた海にたどり着いた。とはいえ、いい波にばかり乗れるわけではない。意欲的に治療プログラムに取り組めるときもあれば、無気力の波に飲み込まれてしまうこともある。それでも今のわたしは、自分で選び抜いたボードに乗って、揺れ動く気持ちの波を、自分らしく自由に乗りこなすことができるのだ。

不安や恐怖心をあおるような迷信や神話を信じていると回復が遅れます。

ノーシーボの脅威

「うまくいくはずがない」といい続けていると、あなたはいつか預言者になってしまうだろう。

――アイザック・バシェヴィス・シンガー

（アメリカのノーベル文学賞作家）

■ 医師の態度が回復速度を左右する

一般的に患者の病状が回復するのは、「自然治癒」「プラシーボ効果」「純粋な治療効果」のいずれか、もしくは総和によるものです(116)。これらの因子をうまく組み合わせて利用すれば、きわめて効果的な治療ができるはずです。

ところが実際は、医学の介入によって回復が遅れてしまう患者、慢性化してしまう患者が大勢います。そこには回復を妨げる因子であるノーシーボが関与しています。

プラシーボ(偽薬《ぎやく》)効果は、治療者と患者が抱く希望、信念、信頼、治療意欲などによって生じますが、プラシーボと逆の反応を示すノーシーボ(反偽薬)効果は、絶望、不安、恐怖心などによって生じます。

イギリスのトーマスは、腰痛を含むありふれた症状を訴える二〇〇名の患者を対象に、積極的な診察をした治療群と無治療群、消極的な診察をした治療群と無治療群に無作為に割り付け、初診時から二週間後の改善率を調べています。その結果、治療の有無にかかわらず、積極的な診察をした群のほうが、はるかに改善率が高かったと報告しています(110)(**図表46**)。

ここでいう積極的な診察とは、確固たる診断を下してすぐによくなると自信を持って患者に告げることで、消極的な診察とは、あいまいな診断を下して患者には何の保証も与えないようにすることです。

この研究を見てもわかるように、回復速度にもっとも大きな影響を与えているのは、治療その

図表46 ■ 医師の態度が回復速度を決定する
（Thomas KB:BMJ, 1987より）

	積極的診察		消極的診察	
	治療群	無治療群	治療群	無治療群
4群の改善率	64%	64%	42%	36%
総改善率	64%		39%	

ものの効果よりも、患者に対する医師の態度であるという事実です。つまり、患者の不安や恐怖心をあおるような医療は、病状の回復を妨げ治癒を遅らせることになるのです。

■■■ 大切なのは不安・恐怖心を持たせないこと

ここで、アメリカのスピーゲルが経験した印象的な症例をふたつ紹介します(107)。

歩くこともできないほど強い腰痛のために入院していた女性が、数日後に椎間板切除術を受けることになっていました。この女性を担当していたレジデントに催眠療法を学んでいた医師がいて、彼女に自己暗示をかけさせたところ、数時間のうちにベッドから起き上がることができ、歩けるようにまでなりました。病棟の看護師たちは、この驚愕すべき場面を見て目に涙を浮かべていました。

ところが、手術予定日の前日に診察に訪れた担当の脊椎外科医は、「いいですか。あなたには本当の痛みがあるんですから、そういう無意味なことが効くはずはないんです。手術は予定どおり行ないますからね」と叱り飛ばして病室を出て行きました。すると突然、痛みがぶり返し、またしても歩けなくなってしまいました。そして翌日、予定どおり手術を受けたのです。

もうひとつの症例は、スピーゲルがあるカトリック系の病院でインターンをしていたときのことです。心臓病専門病棟に入院していたひとりの患者の容態が急変し、危篤状態に陥りました。もう助からないと判断した医師たちは、すぐに司祭を呼びました。

ところが司祭は、誤って隣のベッドに行ってしまい、威厳に満ちた雰囲気を漂わせつつ、別の患者に向かって最後の儀式を執り行ないました。するとその患者は、わずか一五分後に亡くなってしまったのです。

こうした究極のノーシーボ効果には、強力な暗示がもたらすヴードゥー死、禁を破ることで起こるタブー死、絶望感が引き起こすノスタルジー死などが知られています(100)。

腰痛疾患でこのような死を遂げる患者はいないかもしれません。しかし、ここでよく考えてみてください。腰痛疾患には、さまざまな否定的な暗示、禁止事項、絶望感がつきまとっています。不安と恐怖心をあおるような診断名、「あれもしてはいけない、これもしてはいけない」というアドバイス、腰痛は人類の宿命だから一生治らないという信仰などがそうです。

腰痛疾患の治療で一番大切なのは、**腰痛に対する不安や恐怖心を持たない**ことです。患者をノーシーボの犠牲者にしてはいけないのです。

体験記

「腰痛に負けるな、自分の好きなことをしなさい」

I・T（三八歳・女性）フリーランスライター

英語に「アンラーン（unlearn）」という単語があるそうです。「ラーン（learn＝学習する）」の反対語、つまり知識を得ることではなくまちがった知識や思い込みを削ぎ落とすことで、いい教育にはラーンと同じくらいアンラーンが大切だと考えるのだそうです。長谷川先生の本を読み、読んでいるそばから腰の筋肉がみるみるゆるんでいった感覚は、忘れられそうにありません。この本が、腰痛改善に必要なアンラーンを適切に示してくれたことが、見事に作用したのです。

腰痛というかたちで症状があらわれ始めたのはここ三年ほどですが、頭痛、肩こりは小学生のころからありました。わたしが育った家は、緊張と恐怖と愚痴とイヤミが支配する典型的な機能不全家族で、常にプレッシャーを感じていたのだと思います。

腰痛になってからは月のマッサージ代が一万円ほどかかりました。財布の痛み以上に、「これが根本的な解決とは思えない」という、穴のあいたバケツに水を入れるような虚無感を感じていました。

そして次々とマッサージ院めぐり。ここで余計な知識が増えていきます。

「毎日体操しなさい」

「一時間に一回は身体を動かしなさい」

「毎日三〇分半身浴」

「治らなかったのは前の先生が悪い。毎週ウチに来るように」

……腰痛がわたしの生活を支配していきます。

何より辛いのは、わたしは仕事が好きなのに、仕事に夢中になると必ず腰痛で倒れてしまうことでした。まるで好きなことをすればするほど罰が当たるように。

長谷川先生の本を読んで、「腰痛に負けるな、自分の好きなことをしなさい」という言葉が一番励みになりました。好きなことをしたら罰が当たるなんて思い込み、まさしくアンラーンするに限ります。

今でもときどき腰が痛くなりますが、「痛いこと」と「辛いこと」は別だとわかりました。痛いというのはただ痛いことですが、辛いというのは将来に希望が持てないことです。「痛みに振り回されてはいけない」と思って好きなことをしていると、二、三日で必ずよくなります。

腰痛疾患に対する
もっとも有効な治療法は、
腰痛に対する意識を
根本的に変えることです。

正しい情報こそ回復の決め手

情報の目的は知識ではない。
正しい行動である。
——ピーター・F・ドラッカー（アメリカの経営学者）

もっとも有効な治療法は何か

腰痛疾患に対するもっとも有効な治療法は、どんな治療手段を用いるのかではなく、治療者が科学的根拠に基づいた正しい情報を提供し、それを患者が受け入れて腰痛に対する意識を根本的に変えることです。

ノルウェイのインダールらの研究チームは、腰痛のために八週間以上欠勤している九七五名の患者を対象に、教育プログラム群と医師による標準的治療群に無作為に割り付け、三年間にわたって追跡調査しています。

ただし、この教育プログラムは従来のものとはまったく異なり、腰痛に対する恐怖心を取り除くことを目的としたプログラムで、腰痛にとって一番悪いのは慎重になることであり、薄氷をふむようにおそるおそる生活しないように、そして人間工学的な正しい腰の使い方について教えられたことはすべて忘れるように、という内容の三時間の講習からなっていました。

その結果、二〇〇日後の職場復帰率は、教育プログラム群が七〇パーセントだったのに対し、標準的治療群はわずか四〇パーセントで、三年後の時点でも両群間には依然として大きな差があったと報告しています。(65)

つまり、**医師が行なっている標準的な治療よりも、正しい情報を提供するほうがはるかに効果的だ**という事実が証明されたわけです（国際椎痛学会において最優秀論文賞を受賞）。

また、イギリスのバートンらの研究チームは、六つのプライマリーケア施設を受診した一六一名の腰痛患者を対象に、治療の補助手段として「バック・ブック」と「ハンディ・ヒント」という内容の異なる二種類のパンフレット（図表47）を無作為に配布し、一年間にわたって追跡調査しています。それによると、「ハンディ・ヒント」群よりも「バック・ブック」群のほうが、明らかに動作恐怖（腰痛に対する過度の恐怖）スコアが低下し、それもスコアが高い患者ほど回復が早く、その効果は一年後も維持されていたと報告しています[19]（図表48＝二〇七ページ）。

正しい情報の威力

さらに、国際腰椎学会でボルボ賞を受賞した研究に、正しい情報の威力をまざまざと見せつけたものがあります。

オーストラリアのバックバインダーらの研究チームは、ビクトリア州で大規模なマルチメディアキャンペーンを実施し、近隣のニューサウスウェールズ州を対照群としてキャンペーンの影響を調査したところ、次のような結果が得られています[16・17]。

❶キャンペーン群は、腰痛患者の動作恐怖スコアが改善した
❷キャンペーン群では、腰痛による欠勤日数が減少した
❸キャンペーン群の労災申請件数は一五パーセント減少し、三六〇〇万豪ドル（二八億八〇〇〇万円）が節約できた

図表47 ■ 治療結果に影響を与える2種類のパンフレット
(Burton AK, et al.:Spine, 1999より抜粋)

バック・ブック	ハンディ・ヒント
▶腰痛は重大な疾患ではない。背骨はとても頑丈にできている。たとえ耐えられないほど痛みが強くても、背骨に重大な問題があるのではないし、けっして生涯寝たきりになることはない。痛みそのものは無害である。	▶脊柱に関する解剖学、外傷、損傷といった伝統的生物医学の概念(背骨はもろくてこわれやすいもので、その診断と治療は医学が行なうべき問題であり、しばしば永久的な障害を残すという暗黙のメッセージ)。
▶腰痛はただ単に、腰が完全に機能しない状態でしかなく、少々体調が悪いといった程度の問題である。	▶ベッドで安静にするようにという主治医の指示を守り、痛みがあるときはできるだけ動かないようにする。
▶痛みの緩和に役立つ多くの治療法があるが、本当の回復はあなた自身の努力に依存している。腰の機能と健康を取り戻すには、日常生活や仕事を再開することがもっとも効果的で、日常生活に戻るのが早ければ早いほど、腰痛も、より早く回復する。	▶よりくわしい検査と手術についての説明(腰痛は医学問題であり、患者ができることはほとんどないというメッセージを補強)。
▶楽観的であることが重要。腰痛にあなたの人生を支配させてはならない。	▶活動性よりも痛みに注意を集中させる(痛みを軽減するまで日常生活を再開してはならないという暗黙のメッセージ)。
	▶患者に受動的、受け身的でいるように薦める。

正しい情報に目を向けよう。
そして、自分自身で努力しよう。
腰痛は必ず治る!

図表48 ■ パンフレットだけでも効果は持続する
（Burton AK, et al.：Spine, 1999より）

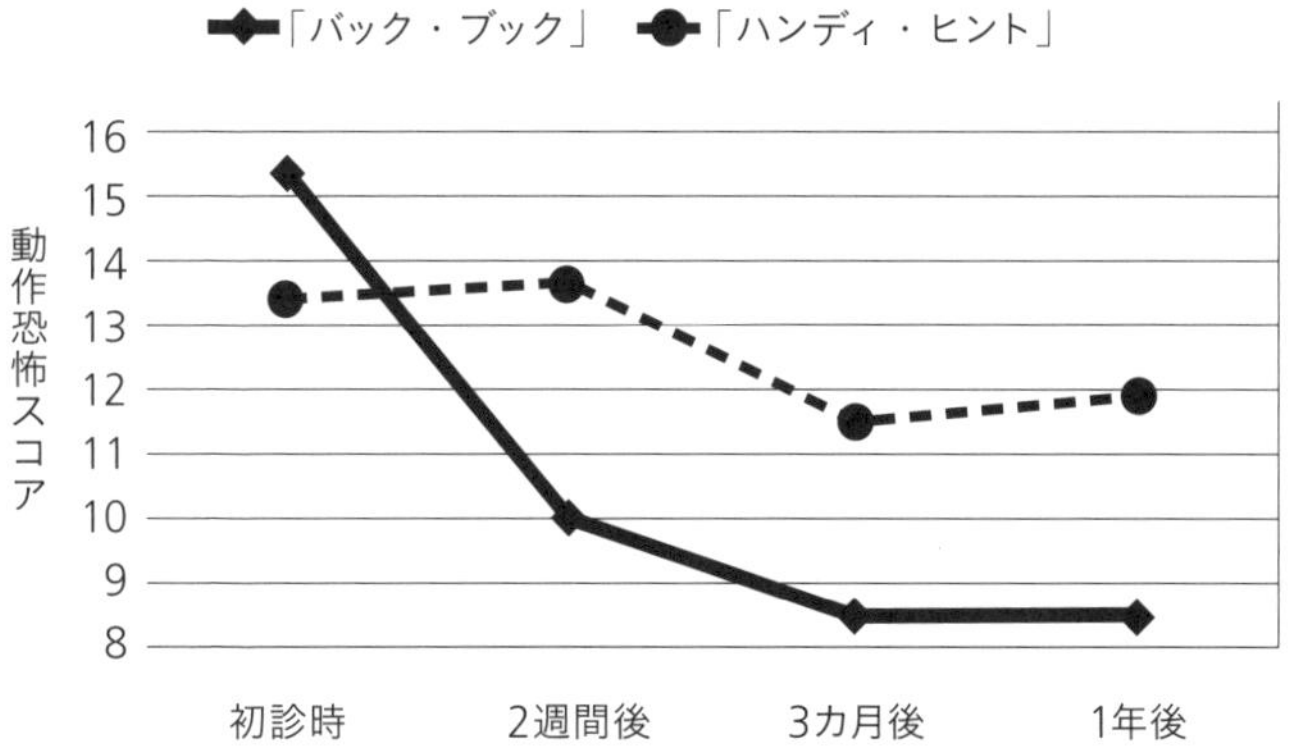

❹キャンペーン群の医療費は二〇パーセント減少し、五七〇万豪州ドル（四億五六〇〇万円）が節約できた

『腰痛に屈するな！』と名づけられたこのキャンペーンは、「バック・ブック」から抜粋した科学的根拠に基づく単純なメッセージ、すなわち「安静にしてはいけない」「痛みの許す範囲で日常生活を続けなさい」「できるだけ仕事を休んではいけない」というアドバイスを、ゴールデンアワーのテレビコマーシャル、ラジオ、新聞や雑誌の広告、ポスターなどで告知すると同時に、「バック・ブック」を一六カ国語に翻訳して広く配布するという大がかりなものでした。

　患者には指一本触れることなく、**正しい情報を提供しただけで三三億円を超える経費の削減に成功した**のです。しかもこの金額には、欠勤による労働損失額は含まれていません。

　このように腰痛の回復を促進し、再発率を低下させ、医療費を削減させるには、正しい情報を広く国民に知らせることがもっとも効果的なのです。オーストラリアでできたことが日本でできないはずはない、とぼくは信じていますが、あなたはどう思われますか？

体験記

正しい情報こそ腰痛の特効薬

S・T（三六歳・女性）国際線キャビンアテンダント

キャビンアテンダントとして一〇年のキャリアを積み、それと同時に責任も重くなってきた頃、わたしの腰痛が始まりました。最初は鈍痛が一カ月ほど断続的に続き、機内の冷えが原因と無理に思うようにしていました。

それが激痛に変わったのは、成田―ロサンゼルス間の直行便に乗務していたときのことです。機内は満席。忙しくなるのは必至の状態でした。

ちょうどお客様の飲み物をテーブルに置こうとした瞬間です。背中全体に電気が走ったようなしびれと激痛が起こり、意識が遠のきました。気がつくと同僚がお客様にこぼしてしまった飲み物のあと片づけをしていましたが、わたしは痛みで動くこともできず、通路に倒れこんだままでした。

男性のキャビンアテンダントに両脇を抱えられ、乗務員室にようやく戻ることができましたが、お客様にご迷惑をおかけしたことと、声も出ないほどの痛みでお詫びもいうことができない悔しさで涙が止まりませんでした。

翌日の便で帰国し、成田から病院へ直行したところ、椎間板ヘルニアと診断されました。大きく飛び出ている異物——これがわたしの激痛と悔しさの原因かと思うと、また涙がこみ上げてきました。医師には手術をすすめられ、わたしも「必ず治るのなら、しかたないですね」と答えたものの、その日は結論を出さずに自宅に戻りました。

帰宅してから、腰痛で仕事をやめた元同僚に電話をしてみたところ、腰痛はすっかり治ってしまったとのこと。彼女はわたしに一冊の本をすすめてくれました。それが長谷川先生の本でした。

一週間ほど有給休暇をとって、すぐに本を読み始めました。そこには衝撃的なことが書いてありました。

「安静に寝ているよりも、日常生活を続けたほうがより早く回復する」

「椎間板ヘルニアは腰痛と無関係」

信じられない気持ちでいっぱいでしたが、その理由の裏づけは非常に科学的で信憑性のあることばかりです。わたしは、ふだんと同じような生活を送るように心がけました。

そして有給休暇五日目に職場復帰をはたせたのです。以来、まったく痛みは再発していません。

サービスをするときの無理な姿勢や機内の冷え、そして飛び出ているヘルニアが腰痛の原因ではありません。それをきちんと理解し、ストレスを感じている自分の感情をただ単に認識して、さらりと流すことが治療になるのです。そして何よりも、科学的に証明された正しい情報がわたしの特効薬でした。

腰痛がキャビンアテンダントの職業病だという常識を一掃するためにも、業界のみなさんにはぜひこの事実を知っていただきたいと思います。健康を取り戻した今、「よりよいサービスと心からの笑顔」、これがわたしたちキャビンアテンダントからお客様への何よりの贈り物だと考えています。

腰痛疾患の治療成績は症状や画像所見、
治療法によって決まるのではなく、
心理社会的因子が決定づけます。

心理社会的因子が腰痛を引き起こす

医は学（サイエンス）であるのみならず、
治療者の個性と患者の個性とを交わらせ、
反応を起こさせる術（アート）でもある。
——アルベルト・シュバイツァー
（ドイツの医師・ノーベル平和賞受賞者）

■■■ 腰痛疾患の治療成績を決定づける因子

医学界では今、腰痛概念の劇的な転換が始まっています。つまり、従来の「生物学的損傷」というとらえ方から「生物・心理・社会的疼痛症候群」というとらえ方へと、大きく変わってきているのです。

その理由はふたつあります。ひとつは、腰痛疾患の原因は生物学的・物理的・構造的な損傷にちがいないと信じ込んで身体を調べてきましたが、結局、症状と関連性のある損傷はついに見つけられなかったという事実。そしてもうひとつは、生物学的・物理的・構造的なアプローチ、すなわち従来の身体に対する治療成績は、予想以上に悪いことが明らかになった事実によります。

アメリカのホフマンらの研究チームは、椎間板ヘルニアに対する手術をテーマにした医学論文のうち、八一件を選び出して厳密に検討した結果、椎間板ヘルニアに対する手術成績は、心理社会的因子の影響を強く受けていることを発見しています(63)。

アメリカのシュペングラーらの研究チームも、椎間板摘出術が予定されていた腰下肢痛患者八四名を対象に、神経学的所見、SLR(下肢伸展挙上テスト:Straight Leg Raising Test)、画像所見、MMPI(ミネソタ多面的人格検査:Minnesota Multiphasic Personality Inventory)の四項目を術前に評価しておき、術後の治療成績との関係を調べた結果、治療成績ともっとも関係が深かったのは、理学検査や画像所見ではなく、心理テストのMMPIだったと報告しています(106)。

また、スイスのシャーデらの研究チームは、椎間板摘出術の治療成績に影響を与える因子を分析した結果、術後の職場復帰状況は、心理的因子（抑うつ状態）と職業上の心理社会的因子（職場での心理的ストレス）の影響を強く受けていて、画像所見や臨床症状にはまったく影響されないことを突き止めています[102]。

このように**腰痛疾患の治療成績は、患者の症状の強さや画像所見、あるいは治療法によって左右されるものではなく、心理社会的因子が決定づけている**のです。

カナダのブースらの研究チームは、椎間板ヘルニアと診断された強い腰下肢痛を訴える患者四六名と、健常者四六名の腰椎椎間板をＭＲＩで比較し、健常者の七六パーセントに椎間板ヘルニアが存在することを証明して国際腰椎学会でボルボ賞を受賞しました（四一ページ参照）。

しかし、ブースらがボルボ賞を受賞した理由はもうひとつあります。実は、この研究を始めるにあたり、事前に心理社会的側面を探るためのアンケート調査を実施し、手術を受けなければならないほどの椎間板ヘルニア患者と、椎間板ヘルニアがありながら症状を訴えない健常者との差はどこにあるかを調べたのです。

その結果、患者と健常者との差は、職業上の問題（心理的ストレス、集中力、満足度、失業）と、心理社会的問題（不安、抑うつ、欲求不満、夫婦関係）にあることが判明しました。要するに、椎間板ヘルニアを持っていたとしても、症状を訴える患者は職業上の問題と心理社会的問題を抱えていましたが、健常者にはこれらの問題がほとんどなかったということです[14]。

■ 腰痛発症にも関与する心理社会的因子

さらに、心理社会的因子は治療成績に影響を与えるだけではなく、腰痛発症にも関与しています。

アメリカのマラスらの研究チームは、腰痛のない二五名の大学生を対象に、腰椎への物理的負担に対する心理的ストレスと性格特性の影響力を調べています。この実験は、被験者の性格特性をあらかじめ心理テストで分類しておき、否定的な言葉や態度でストレスを与えた場合と、肯定的な言葉や態度でストレスを与えない場合で、それぞれ約一四キロの物を持ち上げさせ、腰にかかる負担を厳密に調べるというものです。その結果、心理的ストレスは単独で腰痛の原因となり得ること、そして内向型、直感型といった性格特性は、外向型に比べて心理的ストレスを受けると腰痛発症リスクが増加することを突き止めています。(88)

この研究が示しているのは、**腰痛の発症には物理的因子よりも、心理社会的因子の影響を強く受けている**ということです。

図表49は、厚生労働省による悩みやストレスの有無に関する調査結果です。(73) そのピークが腰痛の好発年齢（三一ページの**図表6**参照）と一致している点に注目してください。これはけっして単なる偶然ではないのです。

ちなみに、アメリカとイギリスの腰痛診療ガイドラインでは、次の四つの事実を指摘しています。

図表49 ■ 心理的ストレスと腰痛の好発年齢は一致している
(厚生統計協会『厚生の指標臨時増刊　国民の衛生の動向』2003より)

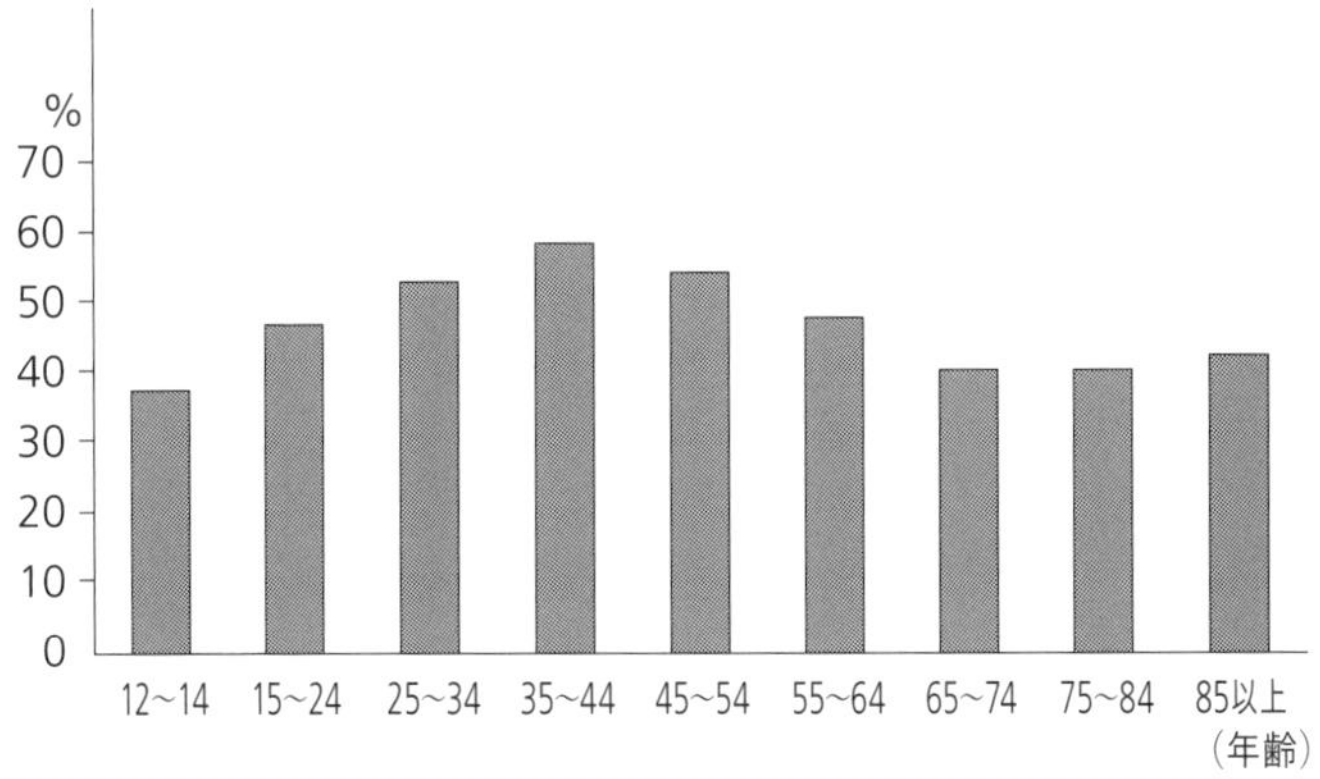

❶心理社会的因子は、治療とリハビリテーションの成績に影響を与える

❷心理社会的因子は、自覚症状や他覚所見よりも慢性化の危険因子である

❸心理社会的因子は、慢性腰痛や活動障害において重要な意味を持っている

❹心理社会的因子は、これまで考えられていたよりもはるかに早い段階で重要な意味を持っている

そしてこれらの事実をふまえ、「心理社会的因子は診断と治療を複雑にし、治療成績や慢性化に影響を与えるため、患者の心理的・職業的・社会経済的因子に目を向ける必要がある」と勧告しています(117・97)。

体験記

「あせらず、くさらず、あきらめず」で恐怖心を克服

S・T（四六歳）主婦

今から一六年前にギックリ腰になり、そのときからさまざまなまちがった情報を信じ込んだわたしの中には、腰に対するこだわりができあがり、急性腰痛患者から立派な慢性腰痛患者になっていきました。

ギックリ腰にならないように「うまく腰とつきあっていこう」と、まるで爆弾を抱えているかのようにおそるおそる生活していたのですが、それでもギックリ腰を繰り返し、そのたびに条件づけは増えていき、ますます快適ゾーンが狭くなっていきました。

わたしの場合、一度ギックリ腰になると一週間は寝たきり同然で、その後も布団を敷いて休みながら家事をするという状態がしばらく続きます。

ところが、二〇〇二年八月、実家に向かう車の中でギックリ腰を発症。

「なんてわたしの腰は弱いの？　こんなに気をつけて暮らしているのにどうして？」

「このまま年老いていくと、わたしはギックリ腰をきっかけに一生寝たきりになるのでは？」

不安ですっかり精神的に参ってしまいました。でも「なんとかしなくちゃ」と思い直し、インターネット上の、ある掲示板でTMS理論を知りました。

掲示板では多くの方から励ましやアドバイスをいただきました。みなさん同じ痛みを経験した人たちばかりで、本当に心から理解してもらえたと実感できてうれしくて涙が出ました。

目標を設定して、いくつかのプログラムに取り組み、掲示板で励ましてもらいながらチャレンジ。達成したら報告して誉めてもらうことを繰り返すうちに、徐々に快適ゾーンは広がっていきました。「あせらず、くさらず、あきらめず」の言葉に励まされ、いろいろな気づきを得たおかげで、徐々に腰に自信を持てるようになりました。

今でもときどき痛くなることはありますが「怖い」と感じません。腰痛を理由に何かをあきらめることはもうないのです。TMS理論のおかげで、自分の心と真正面から向き合ううちに、「痛み」だけでなく生き方そのものについても学んだように思えます。

今痛みのある方もけっしてあきらめないでください！　危険な疾患がないのなら必ず治ります。まずは数ある治療プログラムの中から自分にあったものを選んで、何か始めてみてはいかがでしょう。

プラシーボを上手に活用しよう

治療を受ける目的は、話を聞いてもらったり、リラックスしたり、ストレスを解消したりすることです。

チャンスは自らの中にある。
境遇や運や他人の援助の中にはない。
ただひたすら自らの中にある。
——オリソン・スウェット・マーデン（アメリカの実業家）

■■■ EBMもけっして万能ではない

たとえ、科学的根拠のない治療法だとしても、危険のないものであればプラシーボは大いに活用すべきです。

たしかに、患者に対して根拠のない診断や治療が、今でも毎日、こうしている間にも平然と行なわれている以上、EBMが腰痛疾患解決の突破口になるにちがいないと信じてはいます。しかし、EBMは万能ではありません。問題点や限界もあります。

医学界にEBMが導入されて以来、世界各国で診療ガイドラインの作成が進んでいますが、そのほとんどはシステマティック・レビューを重視しています。ところが、都合のいい結果が出た研究だけが報告され、そうでない研究は報告されないという「出版バイアス」、有意義なランダム化比較試験は英語で報告されやすいという「言語バイアス」などがあり、システマティック・レビューの対象となっている研究はけっして全数調査ではないのです。

となれば、現時点では科学的根拠がないと判断された治療法でも、将来、質の高い研究が行なわれ、効果が証明される日が訪れるかもしれません。もちろん、その逆のケースも十分考えられます。

また、腰痛疾患に心理社会的因子が深く関わっている事実が判明したからには、EBMに従ったデータ重視の画一的な治療では、患者の心理社会的因子に深く踏み込んだ対応ができません。

■■■ 対話を通じてプラシーボ効果をフルに引き出す

こうした問題点や限界を補ってくれるのが、近頃脚光を浴びているNBM（Narrative-based Medicine：患者独自の物語に基づく医療）という概念です[41]。

どの患者にも固有の人生があり、疾患に対する固有の物語があります。その**物語を患者と治療者が共有しながら治療を進めていく**のがNBMの手法です。あるいは、伝統的な対話に基づく手当て、といったほうがわかりやすいかもしれません。

そこにはデータ中心のEBMにはない、患者中心の人と人とのふれあいがあります。信頼関係があります。温かさがあります。これらはどんな治療法からでも、プラシーボ効果を最大限に引き出してくれるでしょう。

ただここで注意していただきたいのは、けっして受け身的にならないことです。

メイヨー・クリニックの丸田俊彦は、**投薬や外科手術を含めた理学療法、マッサージ、鍼灸などの「治療を受ける」「治してもらう」という受け身的イメージの方法は、慢性疼痛には慢性化を助長するように働く恐れがある**と警告しています[83]。

イギリスの腰痛診療ガイドラインでも、「症状緩和のために用いられる理学療法は数多くあるが、こうした受け身的な治療法は、臨床転帰（治療結果）に何ら影響をおよぼさない」と勧告しています[97]。

つまり、治療を受ける目的は、それによって腰痛疾患を治そうとするのではなく、話を聞いてもらったり、リラックスしたり、ストレス解消が目的だと考えてください。治すのはあくまでもあなた自身です。あなた以外の人や治療法に依存していては、回復が遅れるばかりか再発率も高まってしまいます。

治癒を外部に求めても無駄です。治癒は常にあなた自身の内部にあるのです。どうか、それだけは忘れないでください。

体験記

腰痛を治すのは他人ではない。自分自身だ

Y・S（三八歳・女性）ホームヘルパー

わたしが腰痛と坐骨神経痛を克服していく中で一番驚いたのは、人の心というものが、これほど身体とつながっているのか、という事実です。急性発作を起こして一〇日間入院し、退院してから完全に回復するまでの半年間で、そのことを如実に感じたのです。自分のことながら、「うっそー」と笑ってしまうくらいでした。

もちろん、また急性発作を起こすのでは、という恐怖を克服するには大変な努力が必

要でした。身動きできないほどの痛みで、息をするのがやっとでしたから。

そんななかで、回復までの道のりを支えてくれたのは、自分自身に対する信頼感です。わたしの身体は（わたしの身体の中の細胞のひとつひとつは）、わたしに対して悪いことをするわけがない。いつもわたしにとって最良の道をめざしてがんばってくれている、という事実です。

入院中、こんなことがありました。今でも自分自身、本当なのかと疑いたくなるような出来事です。

自分で起きて歩くことができないわたしは、尿道カテーテルをつけて排尿していました。

ある日、見舞いにきてくれた姉がわたしのカテーテルを見て、「かなり雑菌が繁殖しているね。看護師にいって取り替えてもらいなさい。このまま明日までほうっておいたら、まちがいなく炎症を起こすよ」といいました。

姉は整形外科の看護師です。とはいえ、看護師のやり方にケチをつけるみたいでいえません。それなら思いきって「はずしてください」というほうが簡単だと思いました。はずしてもらって、支えてもらいながらヨロヨロと歩き、なんとかトイレまで行きました。でも、痛みが強くてどうしても便器に腰かけることができません。この痛みはいうなれば、足がつるときやこむら返りなどと同じ痛みが全身に起きる感じです。本人の意志の力で我慢できるレベルではないのです。

ベッドに戻って、看護師さんが「ちょっと他の仕事をして戻ってくるから、そのときまたカテーテルをつけましょう」といいました。三〇分ほど待っている間に、悶々と考えました。

「どうしよう。またカテーテルをつけるのは嫌だ。どうしよう、どうしよう」

いつのまにか頭の中が真っ白になり、いきなりわたしはベッドから起き上がって歩いていました。そしてトイレの便器に座って排尿していたのです。

五日ぶりにひとりで歩き、腰かけるという動作ができました。そのことを報告すると看護師さんも驚いていました。たった三〇分の間にヘルニアが引っ込んだわけでもないし、痛み止め注射をしたわけでもありません。

そのとき、押し寄せる感動と一緒に気づいたことは、「わたしは結局のところ、自分自身を心の底では信頼しているのだ」という事実です。そうでなかったら、やろうとも思わないし、やっても途中で挫折していたでしょう。

この他にも、回復までにはいろいろなことがありました。退院してから一カ月で、介護ヘルパーの資格を取るために学校へ通いました。人の介護をする仕事は腰に悪いとされています。授業中に何度も中腰になったり、他人の身体を支えたりしましたが、痛みは起きませんでした。

それよりも、クラスメイトの人とうまく意思の疎通ができなかったときや、自分の介護技術の未熟さに落ち込んだときのほうが痛みは強くなりました。しかし、そのたびに心を見つめ、認知療法を行ないました。そうすると自然に痛みはひきました。

回復までの間、「どうしたら痛みがひくのか」ということは考えませんでした。「どうしたらわたしの心は軽くなるのか、癒やされるのか、安心するのか、勇気が湧くのか、もう一度自分を好きになれるのか」、そんなことばかり考えていました。

そして、自分が心地良いと思えるものを探したり、いつも自分の心に注目したりして生活しました。そうした中でひとつひとつ階段をのぼるように、明らかに昨日とちがう自分を感じながら回復していったのです。約二年半におよぶわたしの腰痛体験はそうして終わりました。

社会復帰した現在のわたしは、腰痛を体験する前の自分とはちがう部分がいっぱいあります。一番ちがうのは、「何が自分にとって大切なのか」がハッキリわかったことでしょう。人の意見に振り回されていた過去の自分よりも、今のほうが好きだし、生きていて楽です。

これも腰痛を体験し、自分の心に注目する訓練をした成果かなあと思います。

腰痛疾患を治す鍵は
あなた自身が握っています。
すべてはあなたの選択に
かかっているのです。

腰痛患者のためのゴールデンルール

人間にとって最大の発見のひとつ、
そして最大の驚きのひとつは、
今までは怖くて「できない」と思っていたことが「できる」とわかることだ。
――ヘンリー・フォード（アメリカの自動車王）

■■■ これが最善の腰痛対策だ

ＥＢＭの導入によって、「生物学的損傷」から「生物・心理・社会的疼痛症候群」へと腰痛のとらえ方が大きく変わりました。

さらにＥＢＭとＮＢＭを統合させようという動きも加わり、医学界は今、かつて経験したことのない転換期を迎えています。

そこで、こうした時代の流れの中から導き出された、現時点で明らかになっている最善の腰痛対策をまとめてみます。

◎腰痛を恐れてはいけない。ほとんどの腰痛は危険な疾患ではない。

◎腰が弱いと思い込まないこと。**腰椎は身体の中でももっとも頑丈な部分**で、ひとつの腰椎は、上下の椎間板と上下左右にある椎間関節の六カ所で連結されている。さらに、複数の強力な靭帯と数多くの筋肉によって強化されている。

◎最初にとる行動が重要。**痛くても安静にしてはいけない**。安静は回復を遅らせる。

◎仕事を持っている人は、**できるだけ仕事を休んではいけない**。腰痛はふだんどおりの生活を続けると早く回復する。

◎人間の腰は動かすようにできているので、日常生活に戻るのが早ければ早いほど、症状の回復も早くなる。

◎腰痛に対する最善策は、**痛みがあっても身体を動かし、ふだんどおりの日常生活を続けること**。

◎痛みの緩和に役立つ数多くの治療法はあるが、**症状の回復は基本的にあなた自身の努力に依存している**。

◎たとえ耐えられないほど痛みが強くても、それは背骨に重大な損傷があるのではない。

◎なかには痛みが長引く人もいるが、それは重大な疾患を意味しない。最終的には遅かれ早かれ治ってしまう。

◎**画像検査による異常所見は、しわや白髪と同じ正常な老化現象**なので心配いらない。

◎**ほとんどの腰痛疾患は手術の対象ではない**。手術を必要とする危険な疾患はきわめてまれ。

◎**腰痛にまつわる恐ろしい噂話に耳を傾けてはいけない**。それらは何ひとつ根拠がない。

◎**腰痛に対して不安や恐怖心を持たないこと**。生涯寝たきりになることはない。

◎**不安やストレスは、腰痛を悪化させたり慢性化させたりする**ので、リラックスする方法を学ぶこと。

◎楽観的であることが重要。腰にあなたの人生を左右させてはならない。

■腰痛疾患を治す鍵

ここにあげた内容は、最新の研究に基づいた科学的事実です。

このアドバイスに従うか、それとも従来の古典的な時代遅れのアドバイスに従うか、それはあなた自身が決めてください。

腰痛疾患を治す鍵はあなたが握っているのです。

その鍵を使うか使わないかは、だれかに押し付けられるようなものではなく、あなたの自由意志で決定されるべきです。

体験記 腰痛解消で視線が二〇センチアップした

K・I（四三歳・男性）外壁リフォーム業

「あれっ？」「うぐぅっ！」「いたぁっ！」

朝、目覚めた瞬間、腰に痛みを覚えた。寝床から起き上がるのも四苦八苦し、やっとの思いで立ち上がるも、まともに歩けない。一九九九年の五月六日のことやった。

前日、仕事中に車の荷台から飛び降りたとき、腰がギクッときしんだような感じがした。これが「ギックリ腰」というものか？　そんな年齢になったんやな。

それほど気にもとめず、足を引きずりながら作業現場へ向かった。

一カ月後、「すぐに治るやろ」と思っていた腰は痛みが増してきた。腰だけでなく両足のふくらはぎあたりまで痛い。もはや腰をピンと伸ばして歩くこともできない。三カ月たっても痛みはなくならない。それどころか、さらにひどくなっている感じがした。

家族団らんの余裕さえない。腰を曲げた情けない父親の姿に、子どもらは困惑した。

一〇月に入って涼しくなってきたのに、ちょっと動くだけでも汗が出る。もう仕事にならない。四六時中痛みとつきあうのも限界や。

ある朝、洗面台の鏡に映る自分の顔に驚いた。ものすごい形相や。子どもの頃、テレビで放映されていた「大魔人」を思い出した。大魔人のように暴れまくりたい衝動に駆りたてられた。

「オレはこんなに痛いんやぁ！　だれか助けてくれ！」と心の中で叫んだ。妻にやつあたりし、自己嫌悪に陥る日々。いい知れぬ不安が心を支配する。

一一月二三日、市民病院の整形外科で診察を受ける。レントゲン、MRIの結果「椎間板ヘルニア」と診断された。医師はこういった。

「腰椎第四、第五間の椎間板がつぶれています。痛みががまんできないのなら、痛み止めの注射（神経根ブロック）などの治療をしますが、外来ではできないので入院する必要があります。また、髄核《ずいかく》が膀胱を支配する神経を圧迫して尿が出にくくなる可能性があります。そうなったら、即入院ですね。ただ、今のところ病室がいっぱいなので」

腰の痛みは相変わらずやけど、診察のあと数日たっても妙な安心感があった。ＭＲＩの画像で椎間板のつぶれをハッキリ自分の目で確かめたからなのか、「この程度の痛みならがまんしよう。いずれにしてももう少しの辛抱や。一生続くわけでもないし」という心の余裕が少し持てた。

一二月七日、携帯電話のベルが鳴った。Ｉさんからである。

「今、何してる？　仕事が終わったら、すぐに治療院へこれないか？」

Ｉさんはわたしの友人であり、オステオパシーという手技をする治療家でもある。わたしは格別理由も聞かず、「わかりました。今すぐ行きます」といって電話を切った。

治療院へ着くやいなや、Ａ４用紙二枚の紙切れを渡される。走り書きされたそのメモには「ＴＭＳ（緊張性筋炎症候群）理論」とあった。聞きなれない言葉である。

さらに読み進めると、腰痛の原因はストレスであり、特に怒りの感情を抑圧しているため起こる、とある。頭で理解する間もなく、Ｉさんから「ＴＭＳ治療プログラム」なるものを行なうよう命じられる。

「たったのこれだけ？」

「そう、それだけ。おまえは素直だからすぐに治るよ」

Ｉさんは確信したような面持ちでいう。

わたしはごちゃごちゃと複雑に考えるのが大の苦手。「何でもいいや、痛みさえなくなれば」と、わらにもすがる思いでプログラムに取り組んだ。

一週間後、痛みは残っているが、かなり軽減した。そして、何よりうれしかったのは、腰をまっすぐに伸ばすことができるようになったことだ。視線が二〇センチほど高くなったので、世界が変わって見えた。

「よっしゃぁ！　もうちょいじゃ！」

「毎日の注意」のすべてを暗記し、暗唱できるようになった一二月二九日、約八カ月間つきあった痛みは完全に消え去っていた。TMS治療プログラムに出会ってから二二日後のことである。それ以来、現在に至るまで痛みはまるでない。

あきらめずにベストをつくそう

あきらめたら何も
しなかったことになります。
少しずつ身体を動かし、
自信をつけていきましょう。

もっとうまくやれる方法があるはずだ。
それを探し出せ。
人間の最大の弱点は、
あきらめてしまうことである。
成功するための最善の方法、
それはもう一度試みることである。
――トーマス・エジソン（アメリカの発明家）

不安と恐怖心を取り除こう

たとえどれだけ長く症状が続いていようとも、けっして悲観したりあきらめたりしないでください。危険な疾患（**図表21**＝八三ページ参照）のない腰痛疾患は必ず治ります。事実、あなたと同じ状況にある大勢の人たちが健康を取り戻しているのです。

あなたが**なかなか回復しないのは、治癒を妨げる何らかの因子がブレーキをかけているから**です。ここではその代表的な因子について考えてみましょう。

第一の妨害因子は、なんといっても腰痛に対する不安と恐怖心です。これまで見てきたように、これらの因子はまちがいなく回復を遅らせます。

医師に見せられた画像所見のインパクトは強烈ですから、なかなか頭から離れないでしょうし、手術を連想させるような診断名も不安や恐怖心を増大させるでしょう。それに「腰痛は直立二足歩行をする人間の宿命だ」「歳をとればだれだって腰が痛くなる」「腰は常に酷使されている」「腰は脆くて壊れやすい」などの誤った社会通念や、医療関係者だけでなくマスメディアからももたらされる誤った情報も、不安や恐怖心をあおって回復を妨げています。

こうした妨害因子は、世界の腰痛概念が変化した事実を社会全体が受け入れればなくなるでしょう。しかし、今はまだその時期ではないようです。となれば、この本を何度も何度も読み返し、不安や恐怖心を取り除くのが現時点で考えられる最善の対策かもしれません。

腰痛に対する不安や恐怖心は、回復を妨げている最大の障害ですが、この障害を乗り越えることさえできれば、目的の半分以上は達成できたも同然です。どうか正しい情報を受け入れ、不安や恐怖心を克服するよう努めてください。

■■■ 根拠のないアドバイスには耳を傾けない

第二の妨害因子は、根拠のない時代遅れのアドバイスです。腰痛疾患には、日常生活を制限するとても多くの禁止事項があります。少し例をあげてみましょう。

- 痛みがひくまで動いてはいけない
- 重いものを持ってはいけない
- 腰を反らせてはいけない
- 腰を曲げてはいけない
- 腰をひねってはいけない
- やわらかいマットレスで寝てはいけない
- うつ伏せで寝てはいけない
- 仰向けで寝てはいけない
- やわらかいソファに座ってはいけない
- あぐらをかいてはいけない

・脚を組んではいけない
・ハイヒールを履いてはいけない
・急に動いてはいけない
・腹筋と背筋を鍛えなければいけない
・体重を減らさなければいけない
・車を長時間運転してはいけない
・長時間立ち続けてはいけない
・立ったままズボンや靴下を履いてはいけない
・クロールや平泳ぎで泳いではいけない
・激しいスポーツをしてはいけない
・コルセットを手放してはいけない
・姿勢を悪くしてはいけない

一度でも腰痛を起こしてしまうと、こうした禁止事項にがんじがらめに縛られてしまうことがあります。もしこれらのアドバイスに従っていたら、朝から晩まで、それどころか眠っている最中も神経を尖らせながら暮らさなければなりません。

これは腰に対する過剰な注意の集中を招きます。身体の一部分に注意を集中し続けていると、身体感覚が過敏になってしまい、ある種の自覚症状を感じるようになります。するとさらにその部分の感覚が気になり、注意を向けるという悪循環に陥ります。特に、毎日痛みのチェックをしている人は要注意です。

このようなどんな些細な変化も見逃さず、**いつも腰に注意を集中させるようなアドバイスは、腰痛を予防するどころか、かえって腰痛を起こしやすくし、治るものも治らなくなってしまいます**。ですからこうしたアドバイスは、一日も早く頭の中から消し去りましょう。

■■■ 「条件づけ」を克服し、できたことに注目しよう

第三の妨害因子は、条件づけです。これは根拠のないアドバイスの影響を受けて作られてしまうものです。

たとえば、腰を曲げて腰痛が起きたとしましょう。これまで見てきたように、腰を曲げること自体は、腰痛とは何の関係もありません。ところが、本人だけでなく医療関係者も、この動作が腰痛の原因だと信じ込んでいます。そこで「腰を曲げてはいけない」というアドバイス（条件刺激）を与え続けていると、腰を曲げる動作と腰痛とを結びつける「条件づけ」が成立します。そうなると腰を曲げるたびに、実際に腰痛を起こす可能性が高くなります。もしこれが何度も繰り返されると（強化）、恐ろしくてもう腰を曲げることができなくなります。

腰を曲げる動作だけでなく、先ほどあげたすべてのアドバイスが「条件刺激」となり得ます。一度「条件づけ」ができあがってしまうと、本人の意思にかかわらず反射的に「条件反応」（腰

痛）があらわれるので、それを「消去」するにはかなりの時間がかかってしまいます。

しかし、あきらめてはいけません。**あせらずに、ゆっくりと、少しずつ、痛みの許す範囲でかまいません**から、元のようにごくふつうに身体を動かしていってください。そして症状に焦点を当てるのではなく、「これもできるようになった」「あれもできるようになった」と、できたことに注目しましょう。こうして自信をつけていけば、気がついたときには症状が消えているはずです。

万が一、身体を動かして少々痛みが強くなったとしても、腰はまったく正常なのですから、けっして怯えたり心配したりしてはいけません。それはただ単に、条件づけがまだ消去されていないことを意味しているだけなのです。

■■■ 自分なりのストレス解消法を身につけよう

第四の妨害因子は、過剰なストレスです。心理的ストレスが腰痛を発症させ、その回復プロセスに影響を与えているのはまぎれもない事実です。それは職業上の問題かもしれませんし、家庭内の問題かもしれません。いずれにしても、ストレスをうまく解消する方法を探してください。

ストレス解消法は人によってまちまちです。ＥＢＭではどうであれ、**リラックスできてストレスが解消できれば、手段や方法は何でもかまいません**。

音楽が好きな人もいれば映画が好きな人もいます。おいしい料理を食べるのが好きな人もいれば、ウインドウショッピングが好きな人もいます。瞑想やヨーガ、アロマセラピー、リフレクソロジー、エステティック、エアロビクス、散歩、日光浴、友人とのおしゃべり、入浴、睡眠、森林浴、水泳などなど、自分の好きなことを試してみましょう。

主導権は自分が握っていることを忘れず、依存したり誤った情報を受け入れたりしなければ、よく話を聞いてくれる大好きな医師の診察、マッサージ、鍼灸、整骨院、カイロプラクティックなどの医療資源も活用できます。

悲しいときは大いに泣き、おかしいときは大いに笑うこともストレス解消に役立ちますし、新聞やテレビの暗いニュースを見て気分が落ち込むようなら、しばらくの間、ニュースをシャットアウトするのもひとつの方法です。

また、あまりにも気持ちがたかぶっているときは、アルコールやカフェイン、ニコチンの摂取を控えたほうがいいかもしれません。

もしあなたが強い絶望感を抱いていて、チャンスさえあれば死にたいと思っているなら、できるだけ早い時期に精神科医か心療内科医の診察を受けてください。抗うつ剤で腰痛疾患を完治させることはできませんが、治療意欲を高めることはできます。専門家の助けを借りながら治療に取り組みましょう。

■■■ ベストをつくせばチャンスは必ず訪れる

あきらめずにベストをつくしてください。あきらめさえしなければ、必ずチャンスはやってきます。ただし、**頑張りすぎてはいけません**。ベストというのはそのときどきによってちがいます。落ち込んでいるとき、疲れているとき、悲しいとき、二日酔いのとき、寝不足のときなど、そのときそのときに応じてベストをつくせばいいのです。無理をすることはありません。できることから始めてみましょう。

あなたは、困難を乗り越えるだけの力を持っています。どうか**自分の力を信じてください**。あなたがどう思っていようと、少なくともぼくはあなたの力を信じています。

体験記

死をも考えたわたしが、今やバリバリ仕事を

T・H（三六歳・女性）公務員

「もう死にたい！」と思い、病院からもらったハルシオン（睡眠薬）をため込んでいたことがあります。こんなに痛いのだから、せめて死ぬときだけは痛みのないかたちで……と。

たしか、二〇〇一年の三月頃だったと思います。腰に軽い痛みと右脚に違和感を覚え

たので、整形外科で診てもらいました。レントゲン撮影の結果、椎間板関節症と診断され、牽引《けんいん》と電気治療を始めました。この日から、わたしの地獄のような毎日がスタートしたのです。

いつまでたっても症状に変化はなく、三カ月後には右脚の坐骨神経痛が悪化してきました。そこで別の整形外科でMRIをとったところ、腰椎椎間板ヘルニアが見つかりました。「こんなの、切らなきゃ治らないよ」といった医師の言葉は、今でも鮮明に覚えています。

結局、家族の反対もあったので手術は断り、元の整形外科で理学療法を続けていましたが、九月になって職場でギックリ腰になり、まったく動けなくなってしまいました。このときは一週間ほどで歩けるようになったので、家族に車で送り迎えしてもらいながらなんとか職場復帰しました。

ところが翌月、今度は自宅でギックリ腰になってしまい、いつまでたっても歩けるようにならなかったものですから、今回は職場に休職願いを出し、整形外科に入院して一カ月間、持続牽引を続けました。しかし、まったく改善の兆しが見られず、そのまま退院しました。

退院したところで、腰と両脚の痛みは相変わらず強く、歩くことも椅子に座ることもできません。寝ているときでさえ坐骨神経痛としびれがあり、とても職場復帰どころではありませんでした。そこで全国的に有名なある接骨院の治療を受けることにしました。

その接骨院は遠方にあるため、夫に付き添われて飛行機に乗り込み、やっとの思いでなんとかたどり着き、近くにアパートを借りて五カ月間、毎日治療を続けました。でもダメでした。寝ても覚めても痛みは変わらないのです。

夫は毎週、飛行機で飛んできてくれました。夫には経済的にも精神的にも負担をかけてしまったため、一〇キロ近くやせ細ってしまいました。

半年以上休職しているあせりもあり、もうこれ以上、だれにも迷惑はかけられない。手術しか選択肢はない、と思い始めていた二〇〇二年の三月のことです。長谷川先生の本に出会いました。すぐに効果があらわれたわけではありませんでしたが、わずかながら改善したことがありました。

まず、処方された鎮痛剤を飲まなくても我慢できるようになった。次に、コルセットをはずしていられるようになった。第三に、眠りが深くなった。第四に、外食に出かけることができた。そして、気分が落ち込む頻度が減ったことです。

でも、依然として職場復帰の目処は立たず、手術をしたほうがいいのかもと考えてしまうのでした。

そこで思いきって、長谷川先生のメールカウンセリングを受けることにしました。すると、薄皮をはがすように徐々に症状が改善してきたのです。

嬉しくなったわたしは、接骨院で知り合った数人の友人に、さりげなく長谷川先生の本をすすめてみました。ところがどうでしょう。一〇年来の腰痛のために、仕事もやめ、外出もできず、何をやってもダメで、とことん落ち込んでいた彼らが、わずか一カ月足らずで完治してしまったのです。しかも、このわたしをさしおいて！　許せません。

その出来事が契機となって、わたしのライバル心がメラメラと燃え上がりました。徐々にではありましたが、今までできなかった多くのことが、少しずつできるようになっていきました。

そして現在、遠方への出張はもちろんのこと、昇格による単身赴任でバリバリ仕事をしています。泣きながらメールカウンセリングを受けていたのがウソのようです。そう、振り返ってみると、我ながら、腰痛サクセスストーリーを極めたように思います。

歩くのもままならず、手術しなければ回復は見込めないと医者に宣告された人間が、二年後には元気で働いていることを、腰痛で絶望している人々にぜひ伝えたいと思います。それと、絶対にあきらめてはいけないということも。

おわりに

一九九四年以降に作成された欧米の腰痛診療ガイドラインを基に、現代医学の到達点ともいえる、腰痛疾患に対する最新のアプローチについてお話ししてきました。

この本がひとりでも多くの方々の手元に届き、腰痛に対する国民の意識改革が進むことを切に願っています。それがとりもなおさず、症状の回復を早め、再発率を下げ、医療費の削減につながり、ひいては国民の利益になると信じているからです。

ＥＢＭの導入によって腰痛概念が「生物学的損傷」から「生物・心理・社会的疼痛症候群」へと大きく変化し、さらにはＥＢＭ（サイエンス）とＮＢＭ（アート）を統合させようという動きも始まっています。医学界は今、かつて経験したことのない革命ともいえる転換期を迎えているのです。

奇跡的にもこの時代に生を受け、もしかするとその結末を見届けられるかもしれません。こんな幸運なことがあるでしょうか。先人たちの業績に感謝するとともに、この幸運を授けてくれた天にも深く感謝したいと思います。

さて、すべての方のお名前は挙げられませんが、今回もぼくの力不足を補い、勇気づけ、励まし続けてくれた恩人がたくさんいらっしゃいます。

まず、論文収集の際にご協力をいただいた福島県立医科大学の菊地臣一理事長兼学長、旭川医科大学図書館、札幌医科大学附属総合情報センター、ゼリア新薬工業株式会社にお礼を申し上げます。

また、TMSジャパン会員の方々、体験記をお寄せいただいたみなさまに心から感謝の意を捧げます。もしみなさまの力強い支えがなければ、この本が世に出ることはけっしてなかったでしょう。

最後に、WAVE出版の小田明美取締役編集部長、エッセイストの井狩春男さんには感謝の言葉すら見つからないほどお世話になりました。

みなさま、本当にどうもありがとうございました。心から厚くお礼を申し上げます。

二〇一六年七月一〇日

Low Back Problems in Adults, the Government Printing Office, 1994.
118. van Poppel MN, et al. Lumbar Supports and Education for the Prevention of Low Back Pain in Industry：A Randomized Controlled Trial. JAMA, 279, pp.1789-1794, 1998.
119. van der Heijden GJ, et al. The Efficacy of Traction for Back and Neck Pain: A Systematic, Blinded Review of Randomized Clinical Trial Methods, Phys Ther, 75, pp.93-104, 1995.
120. Vroomen PC, et al. Lack of Effectiveness of Bed Rest for Sciatica, N Engl J Med, 340, pp.418-423, 1999.
121. Waddell G, et al. Systematic Reviews of Bed Rest and Advice to Stay Active for Acute Low Back Pain, Br J Gen Pract, 47, pp.647-652, 1997.
122. Walsh NE & Schwartz RK, The Influence of Prophylactic Orthoses on Abdominal Strength and Low Back Injury in the Workplace, Am J Phys Med Rehabil, 69, pp.245-250, 1990.
123. Walsh TR, et al. Lumbar Discography in Normal Subjects. A Controlled, Prospective Study, J Bone Joint Surg Am, 72, pp.1081-1088, 1990.
124. Wassell JT, et al. A Prospective Study of Back Belts for Prevention of Back Pain and Injury, JAMA, 284, pp.2727-2732, 2000.
125. Weber H, Lumbar Disc Herniation. A Controlled, Prospective Study with Ten Years of Observation, Spine, 8, pp.131-140, 1983.
126. Weinreb JC, et al. Prevalence of Lumbosacral Intervertebral Disk Abnormalities on MR Images in Pregnant and Asymptomatic Nonpregnant Women, Radiology, 170, pp.125-128, 1989.
127. White AH, et al. Lumbar Laminectomy for Herniated Disc: A Prospective Controlled Comparison with Internal Fixation Fusion, Spine, 12, pp.305-307, 1987.
128. White AH, Injection Techniques for the Diagnosis and Treatment of Low Back Pain, Orthop Clin North Am, 14, pp.553-567, 1983.
129. Wiesel SW, et al. A Study of Computer-Assisted Tomography. I. The Incidence of Positive CAT Scans in An Asymptomatic Group of Patients, Spine, 9, pp.549-551, 1984.
130. Williams L & Wilkins, Low Back Disability is a Complex, Multifactorial Issue, The Back Letter, 16(9), pp.104-105, 2001.
131. 山口義臣 & 山本三希雄「腰痛症の疫学」『整形外科 MOOK』11, pp.9-19, 1979.

102. Schade V, et al. The Impact of Clinical, Morphological, Psychosocial and Work-Related Factors on the Outcome of Lumbar Discectomy, Pain, 80, pp.239-249, 1999.
103. Schafer RC & Faye LJ『カイロプラクティック動態学・上巻』科学新聞社, 2003.
104. Shekelle PG, et al. Spinal Manipulation for Low-back Pain, Ann Intern Med,111, pp.590-598, 1992.
105. Spangfort EV, The Lumbar Disc Herniation. A computer-Aided Analysis of 2,504 Operations. Acta Orthop Scand Suppl, 142, pp.1-95, 1972.
106. Spengler DM, et al. Elective Discectomy for Herniation of A Lumbar Disc. Additional Experience with An Objective Method, J Bone Joint Surg Am, 72, pp.230-237, 1990.
107. Spiegel H, Nocebo：The Power of Suggestibility, Prev Med, 26, pp.616-621, 1997.
108. Splithoff CA, Lumbosacral Junction；Roentgenographic Comparison of Patients With and Without Backaches, JAMA, 152, pp.1610-1613, 1953.
109. ter Riet G, et al. Acupuncture and Chronic Pain: A Criteria-Based Meta-Analysis, J Clin Epidemiol, 43, pp.1191-1199, 1990.
110. Thomas KB, General Practice Consultations: is There Any Point in Being Positive ?, BMJ, 294, pp.1200-1202, 1987.
111. Thomsen K, et al. 1997 Volvo Award Winner in Clinical Studies. The Effect of Pedicle Screw Instrumentation on Functional Outcome and Fusion Rates in Posterolateral Lumbar Spinal Fusion: A Prospective, Randomized Clinical Study, Spine, 22, pp.2813-2822, 1997.
112. Torgerson WR & Dotter WE, Comparative Roentgenographic Study of the Asymptomatic and Symptomatic Lumbar Spine, J Bone Joint Surg Am, 58-A, pp.850-853, 1976.
113. Tullberg T, et al. Does microscopic Removal of Lumbar Disc Herniation Lead to Better Results than the Standard Procedure? Results of A One-Year Randomized Study, Spine, 18, pp.24-27, 1993.
114. Turner JA, et al. Patient Outcomes After Lumbar Spinal Fusions, JAMA, 268, pp.907-911, 1992.
115. Turner JA, et al. Surgery for Lumbar Spinal Stenosis. Attempted Meta-Analysis of the Literature, Spine, 17, pp.1-8, 1992.
116. Turner JA, et al. The Importance of Placebo Effects in Pain Treatment and Research, JAMA, 271, pp.1609-1614, 1994.
117. US Department of Health and Human Services, Public Health Service, Agency for Health Care Policy and Research, Clinical Practice Guideline No.14；Acute

pp.1536-1542, 2002.
86. Malmivaara A, et al. The Treatment of Acute Low Back Pain—Bed Rest, Exercises, or Ordinary Activity?, N Engl J Med, 332, pp.351-355, 1995.
87. Mannion AF, et al. 1999 Volvo Award Winner in Clinical Studies. A Randomized Clinical Trial of Three Active Therapies for Chronic Low Back Pain, Spine, 24, pp.2435-2448, 1999.
88. Marras WS, et al. The Influence of Psychosocial Stress, Gender, and Personality on Mechanical Loading of the Lumbar Spine, Spine, 25, pp.3045-3054, 2000.
89. Mathews JA & Hickling J, Back Pain and Sciatica：Controlled Trials of Manipulation, Traction, Sclerosant and Epidural Injections, Br J Rheumatol, 26, pp.416-423, 1987.
90. Mathews JA & Hickling J, Lumbar Traction: A Double-Blind Controlled Study for Sciatica, Rheumatol Rehabil, 14, pp.222-225, 1975.
91. McGuirk B, et al. Safety, Efficacy, and Cost Effectiveness of Evidence-Based Guidelines for the Management of Acute Low Back Pain in Primary Care, Spine, 26, pp.2615-2622, 2001.
92. Moseley JB, et al. A controlled Trial of Arthroscopic Surgery for Osteoarthritis of the Knee, N Engl J Med, 347, pp.81-88, 2002.
93. Pal B, et al. A Controlled Trial of Continuous Lumbar Traction in the Treatment of Back Pain and Sciatica , Br J Rheumatol, 25, pp.181-183, 1986.
94. Revel M, et al. Automated Percutaneous Lumbar Discectomy Versus Chemonucleolysis in the Treatment of Sciatica. A Randomized Multicenter Trial. Spine, 18, pp.1-7, 1993.
95. Roberts AH, et al. The Power of Nonspecific Effects in Healing: Implications for Psychosocial and Biological Treatments, Clinical Psychology Review, 13, pp.375-391, 1993.
96. Rosomoff HL & Rosomoff RS, Low Back Pain. Evaluation and Management in the Primary Care Setting, Med Clin North Am, 83, pp.643-662, 1999.
97. Royal College of General Practitioners, Clinical Guidelines for the Management of Acute Low Back Pain, Royal College of General Practitioners, 2001.
98. サーノ, J, E,『サーノ博士のヒーリング・バックペイン』春秋社, 1999.
99. サーノ, J, E,『心はなぜ腰痛を選ぶのか』春秋社, 2003.
100. シュミット, ゲーリー・ブルーノ『人は悲しみで死ぬ動物である』アスペクト, 2003.
101. Savage RA, et al. The Relationship Between the Magnetic Resonance Imaging Appearance of the Lumbar Spine and Low Back Pain, Age and Occupation in Males, Eur Spine J, 6, pp.106-114, 1997.

pp.1356-1361, 1989.
68. Jackson RP, et al. The Neuroradiographic Diagnosis of Lumbar Herniated Nucleus Pulposus: II. A Comparison of Computed Tomography (CT), Myelography, CT-Myelography, and Magnetic Resonance Imaging, Spine, 14, pp.1362-1367, 1989.
69. Jensen MC, et al. Magnetic Resonance Imaging of the Lumbar Spine in People Without Back Pain, N Engl J Med, 331, pp.69-73, 1994.
70. 菊地臣一『腰痛』医学書院 , 2003.
71. 菊地臣一『腰痛をめぐる常識の嘘』金原出版 , 1994.
72. 菊地臣一『続・腰痛をめぐる常識のウソ』金原出版 , 1998.
73. 厚生統計協会編『厚生の指標臨時増刊　国民の衛生の動向』厚生統計協会 , 2003.
74. Katz JN, et al. The Outcome of Decompressive Laminectomy for Degenerative Lumbar Stenosis, J Bone Joint Surg Am, 73-A, pp.809-816, 1991.
75. Kendrick D, et al. Radiography of the Lumbar Spine in Primary Care Patients with Low Back Pain: Randomised Controlled Trial. BMJ, 322, pp.400-405, 2001.
76. Klein RG & Eek BC, Low-Energy Laser Treatment and Exercise for Chronic Low Back Pain: Double-Blind Controlled Trial. Arch Phys Med Rehabil, 71, pp.34-37, 1990.
77. Koes BW, et al. Randomized Clinical Trial of Manipulative Therapy and Physiotherapy for Persistent Back and Neck Complaints: Results of One Year Follow Up, BMJ, 304, pp.601-605, 1992.
78. Koes BW, et al. Spinal Manipulation for Low Back Pain. An Updated Systematic Review of Randomized Clinical Trials.　Spine, 21, pp.2860-2871, 1996.
79. Koes BW, et al. Efficacy of Epidural Steroid Injections for Low-Back Pain and Sciatica：A Systematic Review of Randomized Clinical Trials, Pain, 63, pp.279-288, 1995.
80. Levangie PK, The Association Between Static Pelvic Asymmetry and Low Back Pain, Spine, 24, pp.1234-1242, 1999.
81. Libson E, et al. Oblique Lumbar Spine Radiographs: Importance in Young Patients, Radiology, 151, pp.89-90, 1984.
82. Lilius G, et al. Lumbar Facet Joint Syndrome. A Randomised Clinical Trial. J Bone Joint Surg Br, 71-B, pp.681-684, 1989.
83. 丸田俊彦「慢性疼痛」『精神科 MOOK』27, pp.114-120, 1991.
84. 前川喜平ほか「利き手、利き足と軸足の発達に関する研究」『小児科診療』51, pp.1841-1848, 1988.
85. Madan S. & Boeree NR, Outcome of Posterior Lumbar Interbody Fusion Versus Posterolateral Fusion for Spondylolytic Spondylolisthesis, Spine, 27,

ション』15(1), pp.114-122, 2000.
49. 長谷川淳史『腰痛は〈怒り〉である・ＣＤ付』春秋社 , 2002.
50. 長谷川淳史『腰痛は〈怒り〉である』春秋社 , 2000.
51. 長谷川淳史ほか「ＴＭＳジャパン・メソッドの概要」『季刊マニピュレーション』18(1), pp.76-82, 2003.
52. Hadler NM, et al. A Benefit of Spinal Manipulation as Adjunctive Therapy for Acute Low-back Pain: A Stratified Controlled Trial. Spine, 12, pp.703-706, 1987.
53. Hadler NM, Back Pain in the Workplace. What You Lift or How You Lift Matters Far Less than Whether You Lift or When, Spine, 22, pp.935-940, 1997.
54. Haldeman S & Rubinstein SM, Cauda Equina Syndrome in Patients Undergoing Manipulation of the Lumbar Spine, Spine, 17, pp.1469-1473, 1992.
55. Hall FM, Back Pain and the Radiologist, Radiology, 137, pp.861-863, 1980.
56. Hall H, et al. Spontaneous Onset of Back Pain, Clin J Pain, 14, pp.129-133, 1998.
57. Hansson TJ, et al. The Lumbar Lordosis in Acute and Chronic Low-Back Pain, Spine, 10, pp.154-155, 1985.
58. Harper CM Jr., et al. Utility of Thermography in the Diagnosis of Lumbosacral Radiculopathy, Neurology, 41, pp.1010-10114, 1991.
59. Haskvitz EM & Hanten WP, Blood Pressure Response to Inversion Traction, Phys Ther, 66, pp.1361-1364, 1986.
60. Helewa A, et al. Does Strengthening the Abdominal Muscles Prevent Low Back Pain：A Randomized Controlled Trial. J Rheumatol, 26, pp.1808-1815, 1999.
61. Herbert RD & Gabriel M, Effects of Stretching Before and After Exercising on Muscle Soreness and Risk of Injury: Systematic Review, BMJ, 325, pp.468-470, 2002.
62. Herkowitz HN & Kurz LT, Degenerative Lumbar Spondylolisthesis with Spinal Stenosis, J Bone Joint Surg Am, 73-A, pp.802-808, 1991.
63. Hoffman RM, et al. Surgery for Herniated Lumbar Discs: A Literature Synthesis, J Gen Intern Med, 8, pp.487-496, 1993.
64. Holt EP Jr., The Question of Lumbar Discography, J Bone Joint Surg Am, 50, pp.720-726, 1968.
65. Indahl A, et al. Good Prognosis for Low Back Pain When Lift Untampered. A randomized Clinical Trial. Spine, 20, pp.473-477, 1995.
66. Jackson RP, The Facet Syndrome. Myth or Reality ?, Clin Orthop, 279, pp.110-121, 1992.
67. Jackson RP, et al. The Neuroradiographic Diagnosis of Lumbar Herniated Nucleus Pulposus: I. A Comparison of Computed Tomography (CT), Myelography, CT-Myelography, Discography, and CT-Discography, Spine, 14,

pp.598-603, 1990.
32. Deyo RA, et al. How Many Days of Bed Rest for Acute Low Back Pain? A Randomized Clinical Trial. N Engl J Med, 315, pp.1064-1070, 1986.
33. Deyo RA, et al. What Can the History and Physical Examination Tell Us about Low Back Pain? , JAMA, 268, pp.760-765, 1992.
34. Dimond EG, et al. Comparison of Internal Mammary Artery Ligation and Sham Operation for Angina Pectoris, Am J Cardiol, 5, pp.483-486, 1960.
35. Elfering A, et al. Risk Factors for Lumbar Disc Degeneration: A 5-Year Prospective MRI Study in Asymptomatic Individuals, Spine, 27, pp.125-134, 2002.
36. Faas A, Exercises: Which Ones Are Worth Trying, for Which Patients, and When?, Spine, 21, pp.2874-2878, 1996.
37. Faas A, et al. A Randomized Trial of Exercise Therapy in Patients with Acute Low Back Pain；Efficacy on Sickness Absence, Spine, 20, pp.941-947, 1995.
38. Fischgrund JS, et al. 1997 Volvo Award Winner in Clinical Studies. Degenerative Lumbar Spondylolisthesis with Spinal Stenosis: A Prospective, Randomized Study Comparing Decompressive Laminectomy and Arthrodesis With and Without Spinal Instrumentation, Spine, 22, pp.2807-2812, 1997.
39. Frost FA, et al. A control, Double-Blind Comparison of Mepivacaine Injection Versus Saline Injection for Myofascial Pain, Lancet, 8167, p499-500, 1980.
40. Fullenlove TM & Williams AJ, Comparative Roentgen Findings in Symptomatic and Asymptomatic Backs, Radiology, 68, pp.572-574, 1957.
41. グリーンハル , トリシャ & ハーウィッツ , ブライアン『ナラティブ・ベイスド・メディスン』金剛出版 , 2001.
42. Gam AN & Johansen F, Ultrasound Therapy in Musculoskeletal Disorders：A Meta-Analysis, Pain, 63, pp.85-91, 1995.
43. Garvey TA, et al. A Prospective, Randomized, Double-Blind Evaluation of Trigger-Point Injection Therapy for Low-Back Pain, Spine, 14, pp.962-964, 1989.
44. Getzendanner S, Permanent Injunction Order Against AMA, JAMA, 259, pp.81-82, 1988.
45. Gibson T, et al. Controlled Comparison of Short-wave Diathermy Treatment with Osteopathic Treatment in Non-specific Low Back Pain, Lancet, 1, pp.1258-1261, 1985.
46. Goodman P, et al. Response of Patients with Myofascial Pain-Dysfunction Syndrome to Mock Equilibration, J Am Dent Assoc, 92, pp.755-758, 1976.
47. ハルデマン , スコット『カイロプラクティック総覧』エンタプライズ , 1993.
48. 長谷川淳史「ＴＭＳ理論の導入法とその問題点」『季刊マニピュレー

15. Breslau J, et al. MR Contrast Media in Neuroimaging: A Critical Review of the Literature, Am J Neuroradiol, 20, pp.670-675, 1999.
16. Buchbinder R, et al. 2001 Volvo Award Winner in Clinical Studies: Effects of a Media Campaign on Back Pain Beliefs and Its Potential Influence on Management of Low Back Pain in General Practice, Spine, 26, pp.2535-2542, 2001.
17. Buchbinder R, et al. Population Based Intervention to Change Back Pain Beliefs and Disability: Three Part Evaluation, BMJ, 322, pp.1516-1520, 2001.
18. Burton AK & Erg E, Back Injury and Work Loss Biomechanical and Psychosocial Influences, Spine, 22, pp.2575-2580, 1997.
19. Burton AK, et al. Information and Advice to Patients with Back Pain Can Have a Positive Effect：A Randomized Controlled Trial of a Novel Educational Booklet in Primary Care, Spine, 24, pp.2484-2491, 1999.
20. Bush C, et al. A controlled Evaluation of Paraspinal EMG Biofeedback in the Treatment of Chronic Low Back Pain, Health Psychol, 4, pp.307-321, 1985.
21. Carette S, et al. A Controlled Trial of Corticosteroid Injections into Facet Joints for Chronic Low Back Pain, N Engl J Med, 325, pp.1002-1007, 1991.
22. Chafetz N, et al. Neuromuscular Thermography of the Lumbar Spine with CT Correlation, Spine, 13, pp.922-925, 1988.
23. Cobb LA, et al. An Evaluation of Internal-Mammary-Artery Ligation by a Double-Blind Technic, N Engl J Med, 260, pp.1115-1118, 1959.
24. Crawshaw C, et al. A Comparison of Surgery and Chemonucleolysis in the Treatment of Sciatica. A Prospective Randomized Trial. Spine, 9, pp.195-198, 1984.
25. Cuckler JM, et al. The Use of Epidural Steroids in the Treatment of Lumbar Radicular Pain：A Prospective, Randomized, Double-Blind Study, J Bone Joint Surg Am, 67, pp.63-66, 1985.
26. Daltroy LH, et al. A Controlled Trial of an Educational Program to Prevent Low Back Injuries, N Engl J Med, 337, pp.322-328, 1997.
27. Deyo RA & Tsui-Wu YJ, Descriptive Epidemiology of Low-Back Pain and Its Related Medical Care in the United States, Spine, 12, pp.264-268, 1987.
28. Deyo RA & Weinstein JN, Low Back Pain, N Engl J Med, 344, pp.363-370, 2001.
29. Deyo RA, Conservative Therapy for Low Back Pain；Distinguishing Useful From Useless Therapy, JAMA, 250, pp.1057-1062, 1983.
30. Deyo RA, et al. A Controlled Trial of Transcutaneous Electrical Nerve Stimulation (TENS) and Exercise for Chronic Low Back Pain, N Engl J Med, 322, pp.1627-1634, 1990.
31. Deyo RA, et al. Herniated Lumbar Intervertebral Disk, Ann Intern Med, 112,

参考文献

1. Allen C, et al. Bed Rest: A Potentially Harmful Treatment Needing More Careful Evaluation, Lancet, 354, pp.1229-1233, 1999.
2. Amlie E, et al. Treatment of Acute Low-back Pain with Piroxicam: Results of a Double-blind Placebo-controlled Trial. Spine, 12, pp.473-476, 1987.
3. 米国連邦政府厚生省ヘルスケア政策・研究局編『成人の急性腰痛治療ガイドライン』川島書店 , 1995.
4. Basford JR & Smith MA, Shoe Insoles in the Workplace, Orthopedics, 11, pp.285-288, 1988.
5. Battie MC, et al. 1995 Volvo Award in Clinical Sciences. Determinants of Lumbar Disc Degeneration. A Study Relating Lifetime Exposures and Magnetic Resonance Imaging Findings in Identical Twins, Spine, 20, pp.2601-2612, 1995.
6. Battie MC, et al. The Role of Spinal Flexibility in Back Pain Complaints within Industry：A Prospective Study, Spine, 15, pp.768-773, 1990.
7. Battie MC, et al. Anthropometric and Clinical Measures as Predictors of Back Pain Complaints in Industry：A Prospective Study, J Spinal Disord, 3, pp.195-204, 1990.
8. Beecher HK, The Powerful placebo, JAMA, 159, pp.1602-1606, 1955.
9. Beurskens AJ, et al. Efficacy of Traction for Nonspecific Low Back Pain. 12-Week and 6-Month Results of A Randomized Clinical Trial. Spine, 22, pp.2756-2762, 1997.
10. Biering-Sorensen F, et al. The Relation of Spinal X-Ray to Low-Back Pain and Physical Activity Among 60-Year-Old Men and Women, Spine, 10, pp.445-451, 1985.
11. Bigos SJ, et al. The Value of Preemployment Roentgenographs for Predicting Acute Back Injury Claims and Chronic Back Pain Disability, Clin Orthop, 283, pp.124-129, 1992.
12. Boden SD, et al. Abnormal Magnetic-Resonance Scans of the Lumbar Spine in Asymptomatic Subjects. A Prospective Investigation, J Bone Joint Surg Am, 72-A, pp.403-408, 1990.
13. Boos N & Lander PH, Clinical Efficacy of Imaging Modalities in the Diagnosis of Low-Back Pain Disorders, Eur Spine J, 5, pp.2-22, 1996.
14. Boos N, et al. 1995 Volvo Award in Clinical Sciences. The Diagnostic Accuracy of Magnetic Resonance Imaging, Work Perception, and Psychosocial Factors in Identifying Symptomatic Disc Herniations, Spine, 20, pp.2613-2625, 1995.

著者紹介　長谷川淳史（はせがわ・じゅんし）

1960年生まれ。北海道旭川市在住。TMSジャパン代表。ニューヨーク大学医学部教授のジョン・E・サーノが提唱したTMS理論をさらに発展させ、EBM（根拠に基づく医療）とNBM（物語に基づく医療）の統合をめざす腰痛治療プログラム「TMSジャパン・メソッド」を開発し、各地でセミナーや個人治療プログラム、講演などを行なっている。著書に『腰痛ガイドブック・CD付』『腰痛は〈怒り〉である・CD付』『腰痛は〈怒り〉である』、訳書に『急性腰痛と危険因子ガイド』、監訳書に『心はなぜ腰痛を選ぶのか』『TAOのセラピー』、共訳書に『代替医療ガイドブック』、監修書に『サーノ博士のヒーリング・バックペイン』『からだと健康の解体新書』がある。

連絡先　TMSジャパン

URL ▶ www.tms-japan.org

Mail ▶ junshi@tms-japan.org

※本書は2004年9月29日発行『「腰痛」は終わる！』（小社刊）を改題・新装版化したものです。

新装版

腰痛は終わる！ これまでの常識は非常識

2016年8月26日　第1版第1刷発行

著者　長谷川淳史

発行者　玉越直人

発行所　WAVE出版

〒102-0074　東京都千代田区九段南4-7-15

TEL：03-3261-3713

FAX：03-3261-3823

振替：00100-7-366376

E-mail：info@wave-publishers.co.jp

http://www.wave-publishers.co.jp

印刷・製本　中央精版印刷

©Junshi Hasegawa 2016 Printed in Japan

落丁・乱丁本は送料小社負担にてお取り替え致します。

本書の無断複写・複製・転載を禁じます。

NDC493 252p 19cm

ISBN978-4-86621-009-4

WAVE出版 ペーパーバックシリーズ

Business & Money 仕事とお金

モノを持たなければお金は貯まる

あらかわ菜美 著

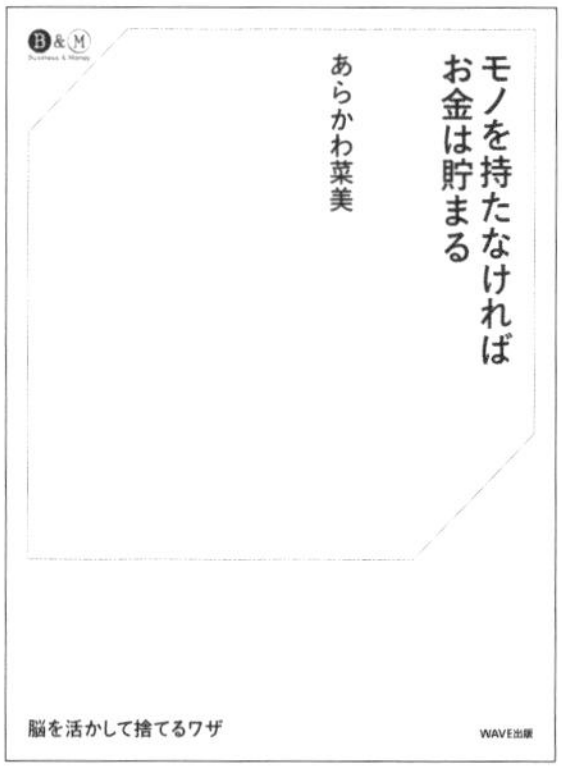

モノのためにお金を捨て、時間を奪われていることに気づく本。

定価（本体1000円＋税）
978-4-87290-779-7

やる気が出るスイッチの入れ方

午堂登紀雄 著

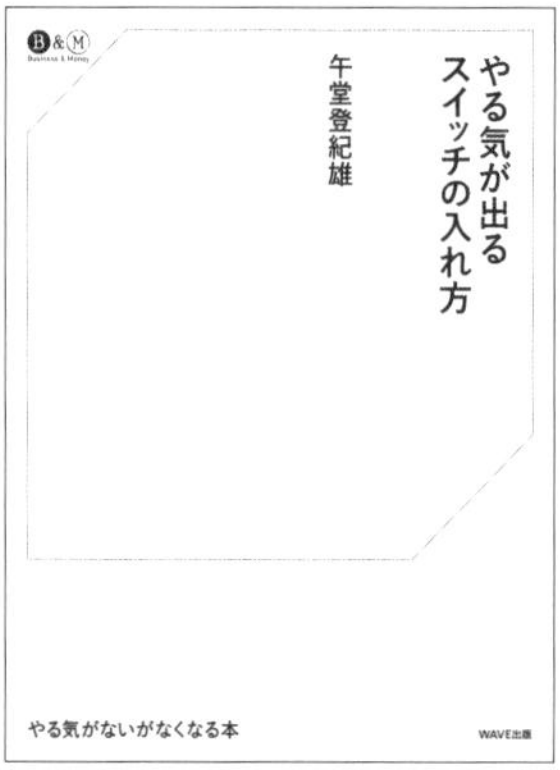

ダメな気持ちを片づけて「やる気」を取り戻す。今日からできる気持ち操縦法。

定価（本体1000円＋税）
978-4-87290-778-0

WAVE出版 ペーパーバックシリーズ

Business＆Money 仕事とお金

女性に「ついていきたい」と言われる上司の仕事術

藤井佐和子 著

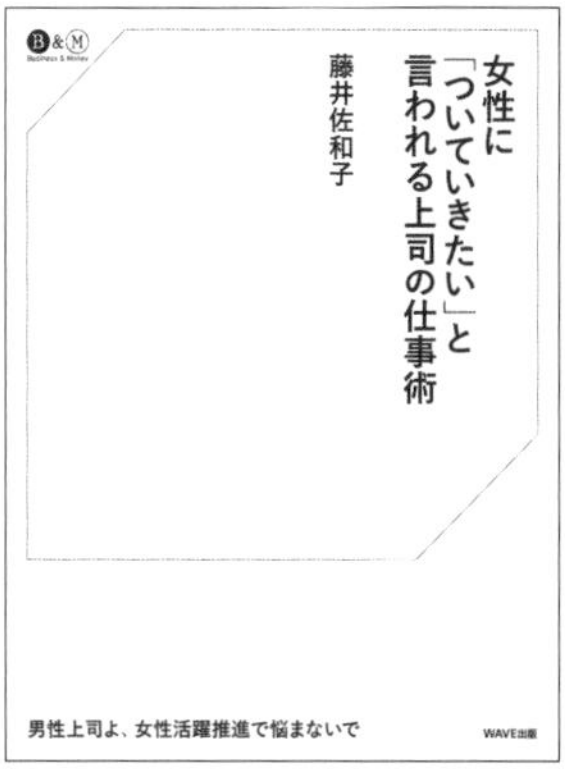

女性社員との仕事の仕方が
すべてを左右する。
賢い上司のための心得本。

定価（本体1０００円＋税）
978-4-87290-780-3

いばる人の転がし方

斎藤茂太 著

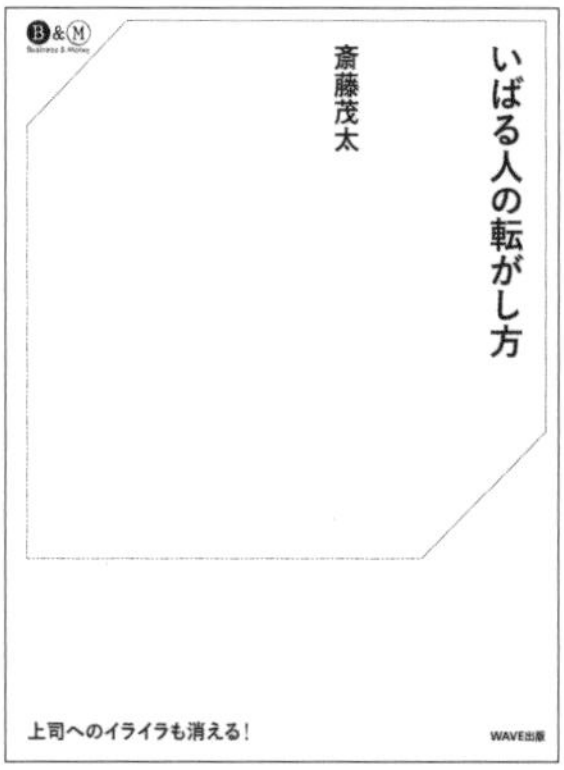

自分の身を守るために、
いばる人の
かわいそうなヒミツと
つきあい方を知る本。

定価（本体1０００円＋税）
978-4-87290-781-0

WAVE出版 ペーパーバックシリーズ

Business＆Money 仕事とお金

日本でいちばん温かい会社

大山泰弘 著

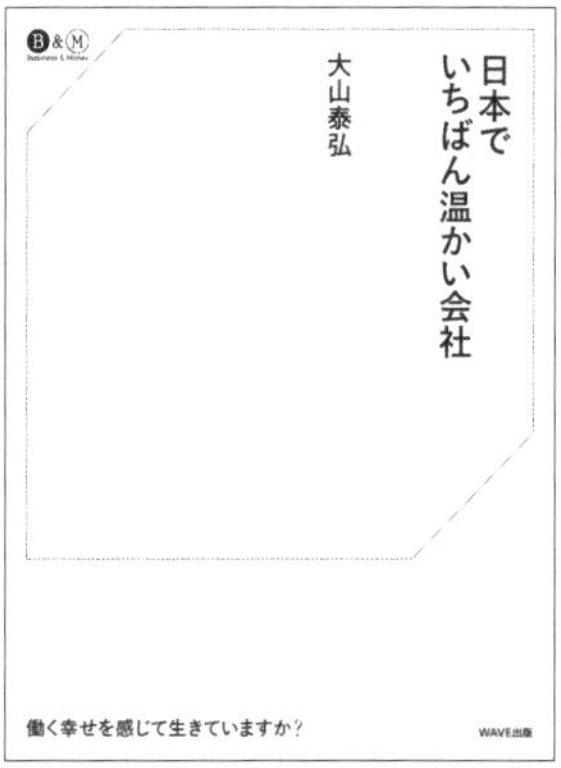

働く幸せを
無言で教えてくれる
一緒に働く障がい者から学んだ
大切なこととは？

定価（本体１０００円＋税）
978-4-87290-797-1

年収300万円でも家が買える！

榊淳司 著

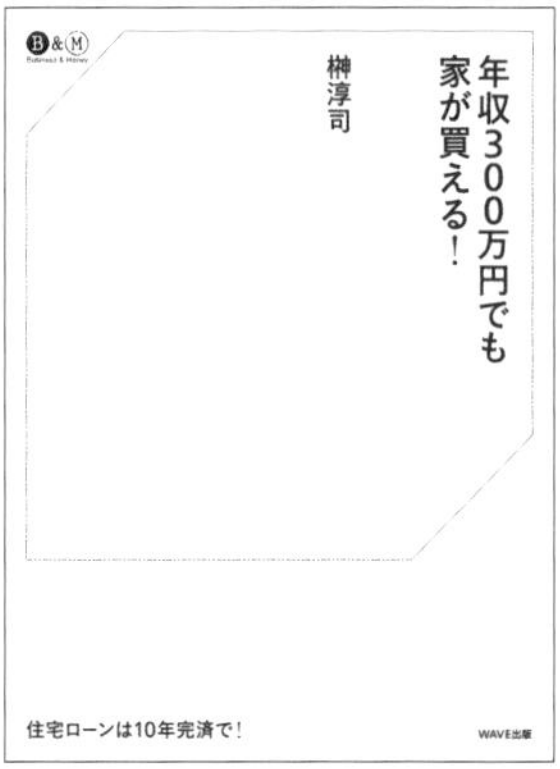

住宅ローンは10年完済で！
ムリをせず賢く
理想の家を手に入れる
ノウハウとは？

定価（本体１０００円＋税）
978-4-86621-004-9